ALBUMINURIE GRAVIDIQUE

ET

TROUBLES OCULAIRES

PAR

Le Docteur René BURNIER

DE LA FACULTÉ DE MÉDECINE DE PARIS
ANCIEN INTERNE DES HOPITAUX ET DE LA MATERNITÉ DE PARIS
MÉDAILLE DE BRONZE DE L'ASSISTANCE PUBLIQUE

PARIS
VIGOT FRÈRES, ÉDITEURS
23, PLACE DE L'ÉCOLE-DE-MÉDECINE, 23

1911

ALBUMINURIE GRAVIDIQUE

ET

TROUBLES OCULAIRES

ALBUMINURIE GRAVIDIQUE

ET

TROUBLES OCULAIRES

PAR

Le Docteur René BURNIER

DE LA FACULTÉ DE MÉDECINE DE PARIS
ANCIEN INTERNE DES HOPITAUX ET DE LA MATERNITÉ DE PARIS
MÉDAILLE DE BRONZE DE L'ASSISTANCE PUBLIQUE

PARIS
VIGOT FRÈRES, ÉDITEURS
23, PLACE DE L'ÉCOLE-DE-MÉDECINE, 23

1911

DU MÊME AUTEUR

Sur deux cas de dysenterie bacillaire chez l'enfant (en collaboration avec M. Ribadeau-Dumas), *Bulletin de la Société de Pédiatrie*, octobre 1906.

Sur un cas de hernie étranglée chez le nourrisson (en collaboration avec M. Stern), *Bulletin de la Société d'Obstétrique*, 1907.

Un cas de malformation cardiaque chez le nouveau-né, *Bulletin de la Société anatomique*, 1907.

Sur un cas d'infection ombilicale du nouveau-né, *Bulletin de la Société anatomique*, 1907.

De l'infection ombilicale avec localisations multiples (en collaboration avec M. Durante), *Bulletin de la Société d'Obstétrique*, 19 décembre 1907.

Diagnostic et traitement de l'éclampsie puerpérale (en collaboration avec M. Stern), *Gaz. des Hôp.*, 29 fév. et 7 mars 1908.

Les cicatrices utérines et leurs ruptures (en collaboration avec M. Mauclaire), *Arch. gén. de Chir.*, 1908, II.

Un cas de grossesse extra-membraneuse (en collaboration avec M. Berthaux), *Bulletin de la Société d'Obstétrique*, fév. 1908.

Signes, diagnostic et traitement de la grossesse extra-utérine, *Gaz. des Hôpitaux*, 22-29 août 1908.

Les tumeurs du cervelet chez l'enfant et leur traitement chirurgical (en collaboration avec M. Berthaux), *Arch. gén. de Chir.*, 1909, I.

Chirurgie expérimentale sur le testicule d'après Martini, analyse dans *Arch. génér. de Chirurgie*, 1909, I.

De l'ophtalmie purulente du nouveau-né, *Gaz. des Hôp.*, 1er mai 1909.

Un cas de sporotrichose gommeuse, hypodermique, ulcéreuse, disséminée avec localisations conjonctivales, *Annales d'Oculistique*, mars 1909.

Sur un cas de sporotrichose hypodermique, ulcéreuse, disséminée (en collaboration avec M. Weill), *Gaz. Hôp.*, n° 107, 21 sept. 1909.

Luxation bilatérale et symétrique de l'extrémité inférieure du cubitus en arrière avec radius curvus (en collaboration avec Mlle Neveux), *Archives génér. de Chirurgie*, août 1909.

Les sténoses cicatricielles de l'utérus d'origine thérapeutique (en collaboration avec M. Mauclaire), *Archives génér. de Chirurgie*, nov. 1909,

Rupture traumatique de la rate. Splénectomie, *Bull. de la Soc. anatom.* avril 1910.

Péritonite par perforation d'un ulcère latent du pylore, *Bull. de la Soc. anatom.*, avril 1910.

Un cas de leucoplasie bucco-linguale syphilitique précoce (en collaboration avec M. Balzer), *Bull. de la Soc. de Dermatologie*, 7 juillet 1910.

Zona de la région du petit sciatique avec vésicules aberrantes généralisées (en collaboration avec M. Balzer), *Bull. de la Soc. de Dermatol.*, 7 juillet 1910.

Dermatite bulbeuse polymorphe localisée aux mains. Hémoglobinurie précoce à la période secondaire de la syphilis (en collaboration avec M. Balzer), *Bull. Soc. Dermatol.*, juillet 1910.

Un cas d'amaurose albuminurique gravidique, *Progrès médical*, 23 juillet 1910.

L'œil albuminurique, *Progrès médical*, 13 août 1910.

L'amaurose albuminurique gravidique, *Progrès médical*, 27 août 1910.

Résultats obtenus dans le traitement de la syphilis avec la préparation d'Ehrlich-Hate (n° 606), *Annales des maladies vénériennes*, septembre 1910.

Le masque ecchymotique de la face par compression thoracique (en collaboration avec M. Mauclaire), *Archives générales de Chirurgie*, 25 septembre 1910.

Le procédé de Momburg et ses dangers, *Progrès méd.*, 20 août 1910.

De l'anesthésie générale associée à la réduction du champ opératoire, *Progrès méd.*, 10 sept. 1910.

Les côtes cervicales chez l'homme, *Progrès méd.*, 17 sept. 1910.

Les épidémies récentes de poliomyélite dans l'Amérique du Nord, *Progrès méd.*, 1er octobre 1910.

Examen du sang dans la maladie de Basedow, *Progrès méd.*, 8 octobre 1910.

Un cas de sporotrichose gommeuse avec localisations synoviale et articulaire (en collaboration avec M. Balzer), *Bull. et Mém. de la Soc. méd. des hôpitaux*, 21 oct. 1910.

Les troubles oculaires causés par les dérivés arsenicaux, *Progrès médical*, 5 nov. 1910.

Le traitement de la syphilis par le 606, *Ann. des maladies vénériennes*, novembre 1910.

Un cas de chancre syphilitique du cuir chevelu (en collaboration avec M. Balzer), *Bull. de Soc. de Dermatol.*, décembre 1910.

Dermatite végétante et ulcéreuse due à un champignon filamenteux, encore indéterminé (en coll. avec MM. Balzer et Gougerot). (*Bull. de la Soc. de Dermatol.*, décembre 1910.

Blestomycose gommeuse hypodermique ulcéreuse (Exascose probable) ; en collaboration avec MM. Balzer et Gougerot. *Bull. de la Soc. de Dermatol.*, décembre 19

Les théories pathogéniques de la toxémie gravidique. *La Clinique*, janvier 1911.

ALBUMINURIE GRAVIDIQUE

ET

TROUBLES OCULAIRES

AVANT-PROPOS

Les troubles oculaires au cours de l'albuminurie gravidique sont relativement rares. Pendant notre année d'internat à la Maternité, dans l'actif et beau service du Dr Porak, nous n'en avons observé qu'un cas. L'année suivante, passée dans le grand service d'ophtalmologie de l'hôpital Lariboisière, nous avons pu examiner d'autres malades.

Ce sujet, qui empiète à la fois sur l'obstétrique et l'ophtalmologie, est presque passé sous silence, tant dans les manuels d'accouchements que dans les manuels d'ophtalmologie français et étrangers. En France les traités d'accouchements de Cazeaux, Charpentier, Tarnier et Budin, Ribemont-Dessaignes et Lepage, Bar, Brindeau et Chambrelent, y font à peine allusion. Les manuels de Dubrizay et Jeannin, de Maygrier et Schwab, de Wallich, notent d'un mot en passant la rétinite albuminurique. A l'étranger, les précis même récents de Schauta (1901), de Wright (1905), de Peterson (1907), de Williams (1908), passent sous silence les troubles oculaires. Seuls, Webster(1903) et Hirst (1906), Jardine(1910), indiquent en quelques lignes la conduite à tenir pour l'avortement.

De même, les manuels d'ophtalmologie sont souvent muets sur ce sujet. Les traités de Truc, Valude et Fraenkel, de Fuchs, le manuel de Lagrange ne font pas mention de troubles oculaires au cours de l'albuminurie gravidique. Les ouvrages de Panas, de May et Bouin les signalent en passant ; seuls le *Précis d'Ophtalmologie* de Morax, de Terrien, de De Lapersonne et Cantonnet et l'*Encyclopédie française d'Ophtalmologie* (article de Dufour et Gonnin) y consacrent plusieurs lignes.

C'est sur le conseil de notre maître le Dr Morax, qui a mis ses observations à notre disposition, que nous avons entrepris ce travail. Nous le remercions vivement. Nous tenons également à remercier le Dr Bonnaire qui aimablement nous a permis d'examiner les yeux des parturientes de son service et de consulter ses registres d'observations.

CHAPITRE PREMIER

Albuminurie gravidique.

L'albuminurie peut se montrer chez une femme enceinte dans deux conditions différentes : ou bien il s'agit d'une femme qui présentait avant sa grossesse de l'albumine dans l'urine, signe d'une néphrite aiguë ou chronique antérieure ; ou bien on a affaire à une femme bien portante auparavant chez laquelle l'albuminurie se montre pour la première fois pendant une grossesse et disparaît ordinairement avec elle : c'est l'*albuminurie gravidique* proprement dite.

Cette albuminurie gravidique s'observe surtout chez les primipares, en général dans les trois derniers mois de la gestation, et pour VINAY, elle ne surviendrait jamais avant le troisième mois ; c'est dire que toute albuminurie plus précoce doit être rapportée à toute autre cause qu'au gravidisme.

L'albuminurie est une complication relativement fréquente de la grossesse, puisque ZINKE la rencontre dans 10 à 15 °/o des cas, LIZMANN, dans 20 °/o, AUFRECHT et FRIEDENBERG dans 39,2 °/o des cas.

La présence de l'albumine dans l'urine est souvent le seul symptôme de cette complication. La quantité peut varier de 0 gr. 50 par litre jusqu'à 7, 10, 20, 30 grammes, et l'accroissement rapide de la proportion d'albumine est d'un pronostic fâcheux.

L'urine est ordinairement diminuée de quantité dans les vingt-quatre heures et son poids spécifique est élevé. Outre l'albumine, on peut y déceler la présence de peptones, d'albumoses, d'albumine acéto-soluble (Bar et Menu). L'urée est habituellement diminuée. L'urine contient souvent un sédiment plus ou moins riche, ordinairement composé de cylindres hyalins et de cellules lymphoïdes, souvent d'hématies, quelquefois de cylindres granuleux, et en état de dégénérescence graisseuse.

Nous n'insisterons pas sur les autres symptômes qui accompagnent habituellement l'albuminurie : les œdèmes, la céphalée, les troubles digestifs, l'hypertension artérielle, etc... Disons seulement que la diminution de la quantité des urines, l'exagération de la céphalée, l'augmentation de l'hypertension artérielle et de l'albumine doivent faire craindre l'imminence d'une crise d'éclampsie. On estime qu'un quart des femmes albuminuriques présentent des phénomènes d'éclampsie.

L'albuminurie gravidique ne tarde pas à disparaître peu après l'accouchement : ce qui la différencie de l'albuminurie non gravidique. Il faut pourtant savoir que l'albuminurie de la grossesse peut persister un certain temps, trois mois, six mois, même après l'accouchement et le diagnostic dans ces cas est souvent délicat avec l'albuminurie des néphrites. Cependant le plus souvent, l'existence d'œdème considérable, de dyspnée et d'hypertrophie cardiaque, de bruit de galop, la notion d'une infection antérieure permettront de rattacher l'albuminurie à sa véritable cause.

Mais si le diagnostic de l'albuminurie gravidique est le plus souvent facile, il n'en est pas de même de sa *pathogénie*.

Les théories émises pour expliquer l'abuminurie gravidique sont innombrables. Nous n'insisterons pas sur la stase veineuse, qui a joué un grand rôle comme facteur étiologique, de même que sur les modifications du sang (superalbuminose de GUBLER, sérumurie de PETER). La théorie nerveuse de BLOT et MARTIN, est également tombée dans l'oubli. HALBERSTMA et HILLER ont pensé que la compression des uretères par l'utérus gravide pouvait amener une lésion du rein se traduisant par l'albuminurie. Mais cette théorie n'explique pas l'albumine des premiers mois de la grossesse, ni sa disparition après la mort du fœtus. Les lésions rénales observées dans le cas de tumeur abdominale sont d'ailleurs toutes différentes de celles que l'on observe dans la grossesse. On a recherché ensuite s'il n'existait pas des lésions rénales propres à l'albuminurie gravidique. VIRCHOW a attiré l'attention sur les embolies graisseuses des glomérules. LEYDEN a décrit son *rein gravidique*, qui ne serait pas plus une néphrite aiguë qu'un rein par stase. Il s'agit là plutôt d'une dégénérescence graisseuse de l'épithélium rénal, mais le tissu interstitiel et les vaisseaux demeurent libres de toute altération de nature inflammatoire ; si bien que si on examine de tels reins qui ont séjourné un certains temps dans de l'alcool pour dissoudre la graisse, on les trouve absolument sains. LEYDEN crut trouver l'explication de ces lésions dans des modifications de la circulation et de la pression abdominale au cours de la grossesse.

Mais il semble que ce sont les recherches poursuivies pour expliquer la production d'une complication fréquente de l'albuminurie, l'*éclampsie*, qui ont permis d'entrevoir la pathogénie de l'albuminurie gravidique.

Quand RAYER et LEVER (Guy's hospital Reports, 1843 eurent montré la relation qui existe entre l'albuminurie et l'éclampsie, on a cru que la lésion fondamentale de l'éclampsie était la néphrite, et longtemps on a assimilé l'éclampsie à l'urémie (FRERICHS). Mais cette idée s'est modifiée, quand on a vu qu'une partie seulement des femmes atteintes de néphrite chronique avait de l'éclampsie, et surtout qu'au moment des convulsions, l'urine pouvait ne pas contenir d'albumine. SCHRÖDER a réuni 62 cas, INGERSLEW 106 cas, GERSTER 108 cas, CHARPENTIER 143 cas d'éclampsie où, malgré des examens minutieux et répétés de l'urine, on ne put trouver d'albumine. Mais VAN DER VELDE a signalé deux cas d'éclampsie, dans lesquels l'urine ne contenait pas d'albumine, et néanmoins les reins étaient manifestement lésés.

En 1876, HALBERTSMA, constatant la dilatation fréquente de l'uretère dans l'éclampsie, en faisait la cause de la maladie. Mais PRUTZ, sur 500 cas, n'observa cette anomalie que 37 fois.

Vers la même époque, TRAUBE et ROSENSTEIN émirent l'idée que les crampes étaient dues à de l'œdème et de l'anémie du cerveau. Mais ces lésions ne furent pas constatées à la majorité des autopsies. SCHROEDER modifia cette théorie en expliquant l'anémie cérébrale par une crampe vasculaire réflexe, sans pouvoir, d'ailleurs, donner l'origine de cette crampe.

En 1884, la théorie bactériologique fut mise en avant par DELORE et RODET, qui n'apportèrent aucune preuve. C'est DOLÉRIS qui publia, en 1885, le premier travail sur la question, bientôt suivi par BLANC, COMBEMALE et BUÉ, FAVRE, GLEY, HERGOTT. Ces auteurs avaient retiré du sang et de l'urine des éclamptiques, et même des organes après la mort, différents micro-organismes qu'ils considérèrent comme la cause de l'éclampsie. Mais les recherches ultérieures de DOEDERLEIN, SCHMORL, LUBARSCH, BAR et GUYEISSE montrèrent qu'il ne s'agissait pas de microbes spéciaux, mais bien de staphylocoques, de colibacilles et de proteus sans signification pathologique. Malgré ces résultats négatifs, certains auteurs, comme VEIT, n'abandonnent pas cette piste, et récemment LEVINOVITCH a trouvé, dans le sang de 44 éclamptiques, un micro-organisme mobile rond qu'ils considèrent comme la cause de l'éclampsie. La théorie microbienne aurait pour elle ce fait que parfois l'éclampsie survient par séries. STROGANOFF (de Saint-Pétersbourg), REDARNETH-DAS (de Calcutta) et la Maternité de l'hôpital d'Édimbourg relatent des cas dans lesquels la toxémie et l'éclampsie ressemblent à une épidémie infectieuse. Mais ces observations ne paraissent pas absolument convaincantes et la question appelle de nouvelles recherches.

Un champ immense d'investigation a été ouvert en 1887 par les travaux de BOUCHARD sur l'auto-intoxication et déjà, en 1888, RIVIÈRE applique cette théorie à l'éclampsie : l'éclampsie serait une auto-intoxication causée par une substance créée par la grossesse et dont la présence se traduit par une hypertoxicité du sang et une hypotoxicité des urines. Cette théorie a été brillamment défendue par TARNIER et CHAMBRELENT et leurs élèves, qui conclurent qu'il existe une substance toxique que normalement le rein devrait éliminer et qui, s'accumulant dans la circulation, élève la toxicité du sang; on observe comme corollaire les lésions du foie et des reins qui causent l'éclampsie. LUDWIG et SAVOR confirmèrent ces recherches.

Mais les travaux ultérieurs sur la toxicité sanguine et urinaire modifièrent légèrement ces données. VOLHARDT et SCHUMACHER établirent que le sérum sanguin n'était pas plus toxique dans l'éclampsie que dans d'autres états; que la toxicité urinaire oscillait avec les périodes de la maladie, mais qu'elle était plus marquée après les accès. VAN DER BERGH montra que les résultats expérimentaux obtenus par l'injection de sérum sanguin chez les animaux doivent être rigoureusement interprétés, et que la mort de l'animal dépend en grande partie de la vitesse avec laquelle on fait l'injection et non de la toxicité du sérum. FOCHHEIMER et STEWART (1899) établirent que la toxicité des urines tenait en grande partie plus à des produits bactériens qu'à la présence d'un poison organique défini ; car de grandes quantités d'urine stérilisée pouvaient impunément être injectées aux animaux tandis que de petites quantités de la même urine non stérilisée amènent la mort. Il y a donc eu une faute de technique chez les premiers expérimentateurs; mais la théorie de l'auto-intoxication n'en persista pas moins tout entière.

En France, cette théorie est communément admise depuis les travaux de PINARD et de ses élèves, de BOUFFE DE SAINT-BLAISE en particulier. Pour eux, la principale cause de l'éclampsie est un trouble de fonctionnement du foie, qui ne neutralise plus certains poisons, comme il le fait à l'état normal : c'est l'hépatotoxémie. Le rein n'aurait qu'une action secondaire, et l'albuminurie ne serait qu'une complication et même un signe de l'insuffisance hépatique.

A l'étranger, on hésite à rapporter au foie seul la cause de toutes les lésions observées dans l'éclampsie.

Passons, en effet, rapidement en revue les lésions organiques bien décrites par SCHMORL, BAR dans l'éclampsie.

Le rein est presque constamment lésé : il présente soit des lésions de néphrite aiguë, avec nécrose manifeste de l'épithélium rénal, glomérulite, thrombus, soit plus rarement l'aspect d'une néphrite chronique, PRUTZ, en 1897, se basant sur l'étude de 500 rapports d'autopsie d'éclamptiques, montra que, dans 368 cas où l'état du rein était suffisamment décrit, 7 fois seulement le rein était normal. Dans les autres cas, on notait 46 °/₀ de néphrite aiguë, 11,4 °/₀ de néphrite chronique. OLSHAUSEN, GOLDBERG, LUBARSCH firent les mêmes constatations. VON WINCKEL estime à un tiers les reins absolument normaux. BOUFFE, sur 40 cas d'éclampsie, trouve que les lésions rénales sont inconstantes et, quand elles existent, paraissent secondaires. D'un autre côté, SCHMORL, BAR, WINCKLER et KNAPP ont constamment observé des lésions du rein dans l'éclampsie.

Les lésions du foie ont été signalées en 1879 par Duncan, en 1885 par Roughton, et, en 1886, par Jurgens et Klebs qui notèrent l'existence d'une hépatite hémorragique dans certains cas d'éclampsie. Ce fait passa inaperçu, quand, en 1888, Pilliet y insista à nouveau et attira l'attention sur certaines lésions hémorragiques du foie éclamptique, que contribuèrent à étudier Létienne, Morel et Bouffe. En Allemagne, ces lésions furent signalées en 1893 par Schmorl, qui constata à l'autopsie de 17 femmes mortes d'éclampsie des taches irrégulières, rougeâtres ou blanchâtres, disséminées dans le foie, surtout autour des petits vaisseaux portes. Ces hémorragies multiples et ces foyers de nécrose sont ordinairement visibles à l'œil nu, mais, dans certains cas, le microscope est nécessaire pour les constater. Bouffe, qui rencontra ces lésions dans 42 cas consécutifs d'éclampsie, les considère comme caractéristiques de l'affection, plus caractéristiques que les lésions rénales. Ces recherches ont été confirmées par Lubarsch, par Prutz, par Bar et Guyeisse, par Pels Leusden et Winckler ; mais ces derniers auteurs ne croient pas ces lésions hépatiques pathognomoniques ; elles peuvent exister dans d'autres affections, comme l'épilepsie ; elles semblent purement fortuites et l'indice d'une lésion traumatique, mécanique du foie. Des lésions plus graves affectant le tableau de l'atrophie forme aiguë du foie ont été observées à l'autopsie de femmes mortes de toxémie gravidique (Ewing).

Diverses lésions cérébrales ont été signalées dans l'éclampsie : de l'œdème, de l'hyperémie, des thromboses, des hémorragies punctiformes et des foyers de ramollissement. Prutz constata l'œdème dans 42 °/₀ des cas, les hémorragies dans 13 °/₀, de la congestion dans 35 °/₀. Dans 10 °/₀ des cas seulement, le cerveau était normal. Schmorl nota l'existence de thrombus dans beaucoup de petits vaisseaux cérébraux, et il les regarde comme la cause des petits foyers de nécrose si souvent observés.

Au niveau du myocarde, on constate également des hémorragies multiples et des foyers de nécrose. Mais ces lésions dégénératives sont ordinairement considérées comme secondaires, et Schmorl les attribue à l'emploi prolongé de chloroforme dans le traitement de l'éclampsie.

Le poumon présente également de l'hyperémie et de l'œdème, des thrombus dans les capillaires et les veines. Schmorl a signalé la présence dans les capillaires pulmonaires de cellules géantes placentaires, des amas de syncytium; mais Winckler estime leur présence purement accidentelle, car il les a trouvés chez des parturientes mortes d'autres affections.

Au niveau du pancréas, on a signalé également des lésions hémorragiques et nécrotiques, et les capsules surrénales présentent une hyperplasie corticale et médullaire presque constante (Chirié). Il est possible que ces lésions jouent un rôle important dans la genèse de l'hypertension artérielle, si fréquente chez les éclamptiques (Vaquez).

Peut-on conclure de ces constatations que c'est le foie qui, à lui tout seul, cause toutes ces lésions, comme le pense Bouffe ? On pourrait en dire tout autant du cœur (Dienst), du cerveau (théorie nerveuse), des capsules surrénales, etc.

Tout ce que l'on peut affirmer, c'est que les lésions du foie, du rein, du cerveau, etc., sont contemporaines et évoluent parallèlement. Il faut chercher leur cause dans un trouble de fonctionnement des cellules et des organes, dans un *métabolisme* viscéral, comme le soutient l'école américaine (Davis, Ewing, Welsh) et celle de Rotunda Hospital.

La femme saine lutte victorieusement contre l'intoxication en éliminant une partie des toxines par les émonctoires, en détruisant une autre partie dans le foie, les reins, le corps thyroïde, etc. La femme enceinte, au contraire, est en équilibre instable, et souvent il éclate une toxémie soit par surproduction de poisons, soit par défaut de leur destruction et de leur élimination. L'intestin et le foie fonctionnent mal (entéro-hépato-toxémie), les déchets sont plus abondants et incomplètement oxydés. C'est ce trouble de fonctionnement des organes qui se traduit par un trouble dans les échanges de l'organisme.

MINKOWSKI, ROGER, BAR ont depuis longtemps attirée l'attention sur les troubles urinaires de la vessie dans les cas de mauvais fonctionnement du foie. Dans l'urine des éclamptiques, il existe une diminution de l'urée et une augmentation de l'ammoniaque. Normalement, l'azote de l'urée forme près de 83 °/₀ de l'azote total de l'urine ; chez les éclamptiques, ce rapport varie de 27 à 60 °/₀. Quant à l'azote de l'ammoniaque, il forme à l'état normal 5 °/₀ de l'azote total : chez les éclamptiques, ce rapport est plus élevé et atteint parfois 11,5 °/₀.

Cette augmentation de l'ammoniaque dans l'urine et dans le sang et la perte de calcium ont été également constatées après la thyroïdectomie et surtout la parathyroïdectomie (MAC CALLUM et VOEGTLIN, BERKLEY et BECK); et l'école italienne, en particulier, à la suite des travaux de NICHOLSON, VASSALE, MOUSSU, FRUHINSHOLZ et JEANDELIZE, attribue l'éclampsie à une insuffisance des glandes thyroïdiennes et surtout parathyroïdiennes.

PEPÈRE, RANFROGNINI trouvèrent, à l'autopsie d'éclamptiques, des lésions des parathyroïdes ou l'absence congénitale d'une ou de deux glandes. STRADIVARI a eu des effets favorables avec l'opothérapie parathyroïdienne chez les éclamptiques.

VASSALE, MASSAGLIA et SPARAFRANI ont vu survenir des crises d'éclampsie chez des chiennes auxquelles ils avaient pratiqué l'ablation des parathyroïdes ; et, dans un cas, Vassale put empêcher la production des crises en administrant de la parathyroïdine à haute dose.

Pour certains auteurs (Mitchell, Mac Callum, Aulde), ce serait la diminution en calcium, produite par l'insuffisance parathyroïdienne, qui serait la cause des crises convulsives.

Mais cette théorie parathyroïdienne est repoussée surtout en Allemagne. Frommer, Leitz, par exemple, déclarent que, après l'ablation des parathyroïdes chez l'animal, on produit non pas une crise d'éclampsie, mais une crise de tétanie, ce qui est tout différent.

L'existence de matériaux anormaux dans l'urine avait fait penser que la cause de l'éclampsie devait se trouver dans un poison chimique ; c'est ainsi qu'on a successivement incriminé le carbonate d'ammoniaque, la xanthine, la créatine, la créatinine, les peptones, les globulines, les leucomaïnes, les ptomaïnes, les acétones et l'urobiline.

Zweifel incrimine l'acide sarcolactique. Normalement cet acide n'existe pas dans l'urine ni dans le sang des individus bien portants. Chez 18 éclamptiques, Zweifel a constamment trouvé des quantités relativement élevées d'acide sarcolactique. Cet acide existait trois fois plus dans le sang du fœtus que dans le sang de la mère, et trois fois moins dans celui-ci que dans l'extrait de placenta. L'acide sarcolactique se forme donc dans l'organisme fœtal et n'apparaît que secondairement dans l'organisme maternel. Furth a également trouvé chez une éclamptique de l'acide sarcolactique en proportion assez élevée dans le liquide rachidien. Cette intoxication acide de l'organisme expliquerait l'augmentation de l'ammoniaque urinaire. Comme dans le coma diabétique, l'ammoniaque en surproduction serait un moyen de défense employé par l'organisme pour neutraliser l'acide sarcolactique produit en grande quantité dans l'organisme du fœtus.

Cette théorie de ZWEIFEL est un des aspects de la *théorie fœtale* qui fut surtout soutenue en Allemagne.

VAN DER HOEVEN, FEHLING, KALTENBACH pensent que le fœtus fabrique des toxines qui passent au travers du placenta dans le sang maternel. Ces produits d'excrétion fœtaux ne sont plus éliminés, comme, normalement, par l'organisme maternel fatigué, et, s'accumulant dans la circulation, entraînent des modifications organiques qui causent l'éclampsie. Cette hypothèse a pour elle ce fait que, dans beaucoup de cas, les crises d'éclampsie qui surviennent pendant la grossesse cessent après la mort du fœtus. BARON et CASTAIGNE ont, d'ailleurs, montré, dans quelques expériences, que le passage de certaines substances (bleu de méthylène injecté au fœtus) a lieu normalement chez la mère, mais cesse presque immédiatement après la mort du fœtus.

THIES, récemment, a rajeuni cette théorie en appliquant à l'éclampsie les notions nouvelles de l'anaphylaxie. Il montra avec LOCKEMANN que l'albumine fœtale peut devenir très toxique. C'est ainsi que des lapines pleines montrèrent de l'anaphylaxie vis-à-vis du sérum fœtal de lapin déjà à la première injection de petites quantités de sérum fœtal. Les signes d'anaphylaxie se traduisent par des convulsions et la mort. A l'autopsie, on trouve des hémorragies multiples, et, en outre, dans le foie, des nécroses aseptiques et des altérations vasculaires. Ces résultats furent confirmés chez le cobaye par GRÆFENBERG et THIES.

Ces symptômes d'anaphylaxie sont très analogues à ce qui se passe chez la femme dans l'éclampsie. On peut ainsi penser que l'albumine du fœtus qui passe normalement à travers le placenta dans l'organisme maternel entraîne une réaction de défense de cet organisme, c'est-à-dire la formation d'anticorps. La réunion des anticorps avec l'antigène (l'albumine) entraîne l'apparition de phénomènes d'anaphylaxie qui se traduit par l'éclampsie.

Mais cette théorie fœtale a de nombreux détracteurs ; en effet, si la plupart des femmes enceintes portent un fœtus, quelquefois plusieurs, quelques-unes seulement font de l'éclampsie.

D'autre part, l'éclampsie peut éclater chez des femmes portant un fœtus mort (Liepmann) en présentant une môle hydatiforme (Hitschmann).

Ces faits amenèrent Dienst à renier la théorie fœtale qu'il avait d'abord soutenue. Il avait pensé que la leucocytose constante des éclamptiques était due à la pénétration dans la circulation maternelle de quelque déchet organique fœtal à grosse molécule à travers le placenta souvent perméable chez les éclamptiques.

Mais Dienst eut l'occasion de constater que le placenta des éclamptiques était absolument normal.

Il émit alors l'idée que la multiplication des leucocytes à un ou deux noyaux qui existe chez la femme enceinte a pour contre-partie une destruction plus ou moins intense de ces mêmes globules au niveau du placenta, parce que c'est à ce niveau que les globules blancs doivent fournir la plus grande somme de travail. De la destruction des leucocytes provient l'excès de fibrinogène qui existe dans le sang des éclamptiques. Cette masse de fibrogène peut léser les endothéliums des capillaires, d'où les œdèmes et les thromboses ; le parenchyme rénal, d'où l'albuminurie ; le parenchyme hépatique, d'où l'intoxication progressive.

Déjà Schmorl, constatant la fréquence des thromboses et des

névroses hémorragiques dans l'éclampsie, admettait l'existence d'un fibrin-ferment circulant dans le sang maternel. Liepmann accuse l'albuminoïde mis en liberté par la décomposition des franges du placenta.

Charrin et Goupil en étudiant l'action des poudres diluées, et des sucs, préparés avec des placentas normaux ou éclamptiques, virent que les premiers étaient ordinairement inoffensifs alors que les seconds étaient toxiques. Liepmann a même observé que les placentas les plus toxiques sont ceux de femmes le moins gravement atteintes et inversement, résultat assez paradoxal.

Veit adapte la théorie d'Ehrlich à l'éclampsie. Si à un animal on injecte des globules rouges humains, il se forme dans le sérum de l'animal un anticorps vis-à-vis de ces globules rouges, anticorps doué de propriétés hémolytiques pour ces hématies : ce sont des hémolysines. Dans l'éclampsie, les villosités envoient dans le sang maternel des hématies et des cellules syncytiales ; il se forme des hémolysines et des syncytiolysines qui, en quantité suffisante, déterminent l'intoxication éclamptique de l'organisme maternel. Ascoli partage cette opinion.

Pour Weichardt, ce ne sont pas les anticorps qui sont la cause de l'intoxication, mais les endotoxines des cellules syncytiales circulant dans le sang maternel. Freund est du même avis quand il admet comme cause de l'éclampsie: un « poison plasmatique » (Plasmagift) du placenta.

Cette *théorie placentaire* de l'éclampsie surtout soutenue en Allemagne s'appuie sur des expériences.

Quand on injecte dans la veine auriculaire du lapin du suc placentaire, on détermine immédiatement la mort de l'animal au milieu de convulsions.

Mais, même en Allemagne, cette théorie soulève de grandes

objections, et une polémique acerbe qui dure depuis quelques années.

C'est ainsi que Lichtenstein nie formellement le rôle du placenta dans la genèse de l'éclampsie. Il injecte dans la veine auriculaire du lapin une série de suspensions préparées avec le tissu placentaire haché et mélangé à une certaine quantité de sérum physiologique. Il a vu la mort se produire après l'injection de suspensions grossièrement tamisées, tandis que la préparation injectée après cuisson, filtration ou passage au travers d'un tamis plus fin n'entraînait nullement la mort de l'animal. En tout cas, le poison éclamptique, si tant est qu'il est d'origine placentaire, doit s'y trouver combiné à l'albumine des villosités, en grosses molécules, puisque la solution filtrée, cependant albumineuse, n'était pas toxique.

En effet, au lieu de prendre des suspensions placentaires, Lichtenstein s'adressa à une suspension argileuse stérilisée : tous les animaux succombèrent avec les mêmes symptômes observés avec la suspension grossière du placenta : accélération de la respiration, dilatation de la pupille, convulsions de la nuque et du dos, mort en quelques minutes. Au contraire, quand la solution argileuse était filtrée, l'injection de la même dose ne causait aucun accident. Lichtenstein estime donc que c'est par un phénomène purement mécanique qu'agissent ces deux préparations grossières pour déterminer les embolies constatées *post mortem*.

Freund objecte à Lichtenstein que les extraits une fois chauffés deviennent inactifs ; donc il existe dans le placenta une toxine que le chauffage a détruite. Lichtenstein répliqua que le chauffage faisait gonfler les particules qui se fragmentaient au moindre choc en de minuscules débris : le liquide contenant ces très fines particules ne pouvait être qu'inoffensif.

MATHES reprit ces expériences. Après avoir injecté du suc placentaire (broyé avec du sable de quart et passé à la presse à air comprimé) dans la veine auriculaire du lapin a obtenu un résultat négatif en diluant ces sucs ; il vit, par contre, succomber les animaux avec des convulsions en injectant ce suc à l'état de pureté.

En remplaçant les solutions albumineuses par la solution physiologique, MATHES a vu que les injections poussées lentement n'avaient aucun effet, alors que les injections rapides amenaient des convulsions et la mort de l'animal.

Si le suc placentaire nous paraît avoir une action toxique, il semble y avoir également une action mécanique.

ENGELMANN et STADE confirmèrent les expériences de MATHES mais ils n'observèrent pas qu'une dilution ou une plus grande lenteur de l'injection diminuait la toxicité.

SCHENK prétend, par contre, que les injections successives de petites quantités de suc placentaire ne sont pas nocives, ce qu'il attribue à une immunité conférée par les premières doses injectées.

GUGGISBERG vérifia les expériences de LICHTENSTEIN et de MATHES, mais, au lieu de sable de quartz, il employa d'abord de la farine fossile. Les extraits limpides injectés furent absolument inoffensifs.

L'auteur refit ses expériences en employant, cette fois, le sable de quartz pour broyer le placenta. A la suite des injections intra-veineuses de liquides toujours très limpides, les animaux présentèrent des phénomènes d'éclampsie, et, à l'autopsie, on nota des coagulations sanguines, surtout dans le cœur droit. Il faut dire cependant que, sur 36 placentas essayés, 7 ne furent nullement toxiques. De plus, il n'y eut aucun parallélisme entre les résultats expérimentaux et les renseignements cliniques des femmes ayant fourni le placenta, c'est-à-dire qu'un placenta d'albuminurique ou d'éclamptique pouvait ne pas être ou être peu toxique.

Il ne semble pas que ces expériences aient résolu le problème de la toxicité placentaire. On s'explique difficilement les modifications considérables dans les résultats obtenus, suivant qu'on emploie une poussière, comme la farine fossile, ou une autre, la farine de quartz (qui n'a d'ailleurs par elle-même aucune toxicité). De plus, l'absence de parallélisme entre la toxicité du placenta et les phénomènes cliniques semble singulière.

Cette théorie du poison placentaire a été reprise sous une autre forme par Mohr et Freund, qui isolèrent du placenta une substance hémolytique, l'acide oléique, qu'ils considèrent comme l'agent toxique actif de l'éclampsie. Mais Polano montra que l'acide oléique ne se trouve pas en proportion plus grande dans le placenta que dans le sang.

Au lieu de rechercher le poison éclamptique dans le sérum sanguin, déjà toxique par lui-même, Albeck et Lohse l'ont recherché dans le liquide amniotique. Ces auteurs injectèrent dans la cavité péritonéale des cobayes du liquide amniotique prélevé expressément chez des femmes normales et chez des éclamptiques. Les cobayes injectés avec le liquide amniotique des éclamptiques succombèrent après avoir présenté des convulsions, et à l'autopsie on constata des lésions hépatiques semblables à celles de l'éclampsie. Les expériences de contrôle furent absolument négatives.

Ainsi est faite la démonstration expérimentale du poison éclamptique, mais sa nature et son origine restent à élucider.

On le voit donc, la question de l'étiologie de l'éclampsie, cette maladie des théories (Zweifel), est loin d'être résolue.

Il est un point cependant sur lequel tout le monde est à peu près d'accord : c'est qu'il existe dans l'organisme de la mère un poison (d'origine maternelle ou fœtale, endogène ou exogène, peu importe) dont la présence permet d'expliquer les lésions observées chez la mère comme chez le fœtus.

Au cours de l'intoxication gravidique, en effet, chez des enfants morts au moment d'un accès d'éclampsie ou peu de temps après l'accouchement, Knapp, Wilke, Bar et Guyiesse, Chambrelent ont constaté au niveau de certains organes principalement au niveau du foie et des reins, des lésions, assez semblables à celles qu'on rencontre chez la mère. Au niveau du foie, c'est une congestion intense, surtout autour des vaisseaux sus-lobulaires, une dégénérescence graisseuse des cellules et quelquefois des hémorragies sous-capsulaires. Au niveau des reins, on note des hémorragies dans la substance corticale et une dégénérescence graisseuse de l'épithélium des tubuli contorti. On peut aussi constater des ecchymoses du thymus du péricarde,de la plèvre et des suffusions sanguines sous-méningées.

La toxémie gravidique s'exerce donc à la fois sur la mère et sur le fœtus.

Dans sa forme bénigne, son atteinte porte de préférence sur le rein et l'albuminurie est souvent le seul symptôme de l'intoxication de la grossesse. D'ailleurs, comme l'ont montré Bar, Potocki et Guénard, la perméabilité rénale au bleu de méthylène peut être conservée : ce qui prouve que l'albuminurie gravidique n'est pas nécessairement la conséquence d'une lésion épithéliale, et qu'elle n'exclut pas la possibilité du bon fonctionnement du rein.

Dans sa forme grave, le poison exerce son action sur tout l'organisme, cause les lésions hépatiques, rénales, cérébrales, etc., que nous avons signalées, et se manifeste cliniquement par la céphalée, les vomissements incoercibles, l'éclampsie, les troubles oculaires, etc... Dans ces cas, la perméabilité rénale peut être diminuée, ce qui prouve que l'épithélium est facilement lésé, quand les substances toxiques exercent leur action d'une façon prolongée sur le rein. Que cette action se prolonge trop longtemps, que l'intoxication ne soit pas jugulée assez rapidement par les moyens thérapeutiques, les lésions rénales deviennent définitives, une néphrite chronique s'installera à la suite de la grossesse.

Mais il faut savoir que la toxémie gravidique même dans sa forme grave, peut ne pas léser le rein d'une façon sensible, réservant son action pour le foie, le cerveau, etc... Bien des éclamptiques peuvent mourir sans que leur rein soit touché. La perméabilité rénale peut être conservée, même dans les cas mortels (Bar), ce qui prouve que l'éclampsie vraie, celle qui tue, ne dérive pas nécessairement d'une grave atteinte portée au fonctionnement et à l'état anatomique des reins.

Cette forme atypique et souvent obscure de la toxémie gravidique, sur laquelle les Américains ont surtout attiré l'attention (Woods, Posey et Hirst), se manifeste dans les premières grossesses par des vomissements pernicieux, puis par de la céphalée persistante, des troubles de la vue, de la douleur épigastrique, de l'agitation. Malgré les examens les plus minutieux et les plus répétés, on ne décèle pas d'albumine. Par contre, on trouve une notable diminution de l'urée, et Marx cite de ces cas de toxémie grave, sans albumine ; il estime même que la diminution progressive de l'urée est la seule indication pour la provocation de l'accouchement.

Si, méconnaissant ces faits et se basant sur l'absence d'albumine, l'accoucheur ne se tient pas sur ses gardes et considère les symptômes observés comme locaux et sans importance, l'apparition de l'éclampsie viendra le surprendre, et à ce moment, toute thérapeutique, même énergique, sera peut-être impuissante à sauver la malade.

L'albuminurie n'est donc pas un élément pathognomonique de la toxémie gravidique ; ce n'est qu'un épiphénomène, fréquent à coup sûr, mais inconstant ; c'est en même temps un signe trompeur, puisque, pouvant manquer dans les cas graves, il donne une fausse sécurité.

Si nous avons insisté à ce point sur l'origine toxique de l'albuminurie et de l'éclampsie gravidiques, c'est pour amener un rapprochement entre les lésions constatées dans les différents organes au cours de la toxémie gravidique, et les lésions oculaires que nous nous proposons d'étudier plus spécialement ; c'est pour montrer que si l'on admet que la toxémie est capable de causer les lésions rénales, hépatiques, cérébrales, etc... il n'y a aucune raison de lui refuser une action directe ou indirecte dans les altérations oculaires de l'albuminurie de la grossesse.

Parmi ces troubles oculaires de l'albuminurie gravidique, les uns, soudains dans leur apparition, allant jusqu'à la cécité, mais plus ou moins transitoires, ne s'accompagnent d'aucune lésion marquée du fond de l'œil : c'est l'*amaurose albuminurique*. Les autres, progressifs mais plus durables, parce qu'ils possèdent un substratum anatomique, une lésion organique visible à l'ophtalmoscope constituent la *rétinite, neuro-rétinite* et la *névrite albuminuriques*.

Mais de même que nous avons vu que l'albuminurie était un symptôme accompagnant fréquemment l'éclampsie et les autres manifestations de la toxémie gravidique, mais pouvant cependant faire défaut ; de même, dans certains cas, les altérations de la vision peuvent se produire en l'absence de toute albuminurie. Si bien que les dénominations d'amaurose, de rétinite albuminuriques communément employées nous paraissent prêter à confusion, car elles semblent faire de l'albuminurie la cause de la lésion oculaire, alors qu'elle n'en est en réalité qu'une compagne infidèle.

Ces réserves faites, nous étudierons :

1° L'amaurose albuminurique ;

2° La rétinite et la névrite albuminuriques.

CHAPITRE II

Amaurose albuminurique gravidique.

On décrit d'une façon générale sous le nom d'amaurose, la perte totale de la vision ; mais on réserve ordinairement cette appellation aux yeux qui ne présentent aucune lésion décelable à l'ophtalmoscope. Avant la découverte d'HELMOLTZ, tous les troubles visuels survenant au cours de l'albuminurie gravidique, étaient étiquetés amaurose ; et même depuis 1855, de nombreuses observations ont été publiées sous le nom d'amaurose urémique, d'amaurose éclamptique au cours de la grossesse, sans qu'il ait été fait le moindre examen ophtalmoscopique. On conçoit que nous ne puissions actuellement faire état de ces documents (1) qui ne font que consacrer et perpétuer des erreurs d'interprétation.

C'est ainsi que WEBER en 1873, rapporte 5 cas d'amaurose au cours de la grossesse, on des suites de couches, sans examen ophtalmoscopique. Dans un de ces cas, une femme de 40 ans présenta au moment de l'accouchement, une amaurose qui dura trois jours ; mais la vision ne redevint normale

1. WEBER, SCOTT, MANDELSTAMN, MARCUSE, WALLISER, LEVER, FOURGEAUD, BORNAL, RAMSBOTHAM, SIMPSON, WILLIANS, ANGEAR, DERVEES, RINGLAND, CROSSE, GREVE, DECOIN, CUNIER, LITZMANN.

que quatre semaines plus tard. Une amaurose, nous le verrons, ne met pas quatre semaines à guérir. N'est-il pas plus rationnel de penser que cette femme a eu une rétinite albuminurique, peut-être même un décollement rétinien, qui guérit au bout d'un mois ?

On trouve de même de nombreuses observations disant que certaines femmes ont présenté un affaiblissement visuel quelques mois après leur accouchement; et cette amblyopie, sans examen ophtalmoscopique est attribuée à la grossesse. Mais, peut-on répondre, ne s'agit-il pas de femmes hypermétropes qui, débilitées, anémiées à la fin de leur grossesse, présentent une paresse accommodative de leur muscle ciliaire, comme le cas se présente assez souvent. La cause de semblables erreurs est facile à comprendre. L'accoucheur est peu familiarisé avec les affections oculaires. D'autre part l'ophtalmologiste a peu l'occasion d'examiner des femmes enceintes albuminuriques ou éclamptiques.

C'est ce qui explique la rareté de l'amaurose si on la compare à la fréquence de la rétinite albuminurique. Beaucoup de ces cas d'amaurose fugace et passagère passent inaperçus au cours de l'éclampsie, ou ne sont pas vérifiés à l'ophtalmoscope, tandis que la rétinite albuminurique plus durable est plus facilement constatée.

Quoi qu'il en soit nous donnerons au mot amaurose son sens restreint. Ce sera, comme on l'a dit, l'état où le malade ne voit rien, et où le médecin ne voit rien non plus. Ainsi comprise, l'amaurose est assez rare, car si l'on s'en tient aux cas authentiques rapportés par les auteurs, on note que de Graefe, sur 32 cas d'amblyopie albuminurique, a constaté 30 fois des lésions du fond. Cette proportion de 1/15 serait toutefois trop faible, si on en juge par nos chiffres (51 cas d'amaurose pour 153 cas de rétinite).

Symptômes. — L'amaurose albuminurique survient le plus souvent chez les primipares (20 primipares pour 13 multipares). C'est ordinairement à la fin de la grossesse qu'elle apparaît, soit avant, soit pendant, soit après l'accouchement, parfois un mois après celui-ci (Herringham).

Les rapports avec la crise éclamptique sont des plus variables. Tantôt elle apparaît isolément sans être accompagnée d'aucune convulsion ; elle peut être alors considérée comme une manifestation de l'éclampsie : c'est une variété d'*éclampsie sans crise.* Tantôt l'amaurose survient un peu avant la crise, précédant de peu celle-ci : c'est alors un véritable signal d'alarme (1), tantôt enfin l'amaurose s'installe à la fin de la crise ; quand la malade sort de sa torpeur, tout est sombre autour d'elle.

Le mode d'apparition de l'amaurose albuminurique est également très variable. La malade peut devenir aveugle en l'espace de quelques minutes, et ses deux yeux sont toujours atteints avec une égale intensité ; c'est un fait sur lequel il est important d'insister au point de vue du diagnostic différentiel avec la rétinite albuminurique. Dans d'autres cas au contraire, l'amaurose est précédée pendant quelques jours d'obnubilation passagère, et surtout de troubles de l'accommodation. La malade éprouve une difficulté inaccoutumée à lire, à enfiler une aiguille ; cette parésie accommodative sur laquelle a insisté Sourdille, doit attirer l'attention sur l'imminence de la crise éclamptique.

A la suite de cette amblyopie progressive, l'amaurose devient complète au bout d'un temps qui varie de quelques heures à un jour. La perception lumineuse ou quantitative peut persister. Dans d'autres cas, la cécité est absolue. Il est

1. De Witt a rapporté un cas où la cécité a précédé de vingt-quatre heures la première crise.

quelquefois difficile, si la malade présente des phénomènes cérébraux, de se rendre compte de la perception lumineuse (Babinski). Il se peut aussi que la cécité n'atteigne qu'une des formes du langage visuel, et Jocqs (obs. 47) a cité un cas d'éclampsie, où les troubles visuels affectaient le type de la cécité verbale.

L'amaurose s'accompagne le plus souvent des autres symptômes de la toxémie gravidique : céphalée, vomissements, troubles gastriques, etc... Les urines sont rares, hautes en couleur, ordinairement riches en albumine, pauvres en urée ; quelquefois même, dans les cas graves, l'anurie est complète. Dans certains cas rares cependant (obs. 7) l'amaurose a été, avec l'albumine, le seul signe de l'intoxication.

Dans certains cas, rares il est vrai, puisque nous n'avons pu en trouver que 4 observations, l'*albumine peut faire défaut.* Mais alors les autres signes de la toxémie gravidique; céphalée, vomissements, parfois ictère (obs. 48) se rencontrent habituellement, indiquant nettement que l'*amaurose dite albuminurique est fonction de la toxémie gravidique, et non pas de l'albuminurie.*

L'aspect extérieur des yeux n'est pas sensiblement modifié ; on peut dans quelques cas observer de l'œdème palpébral (obs. 3 et 8). Les globes oculaires peuvent être animés de mouvements incessants, ou bien ils sont fixement dirigés en haut.

Les pupilles offrent ordinairement un diamètre anormal, ou sont légèrement dilatées. Elles peuvent réagir normalement à la lumière (19 fois sur 26 cas). Dans certains cas d'amaurose absolue, on peut observer du myosis (obs. 18). Parfois les pupilles sont fixes et dilatées (6 fois sur 20 cas). La conservation du réflexe pupillaire est d'un pronostic favorable. Mais il ne faudrait pas croire que tous les cas d'amaurose avec réflexe aboli soient voués fatalement à une cécité ultérieure. Cependant nous notons une diminution de l'acuité visuelle, et même une cécité ultérieure par atrophie optique chez 4 femmes qui présentaient une abolition du réflexe pupillaire (obs. 3, 9, 10 et 11).

Le fond de l'œil est normal : c'est ce qui fait la caractéristique de l'amaurose au point de vue ophtalmoscopique. On a bien signalé, mais dans des cas exceptionnels, un léger œdème papillaire (obs. 18, 19, 29, 30). Ce fait viendrait confirmer la théorie mécanique de Traube, sur l'hypertension cérébrale.

Dans des cas très rares, on a constaté des hémorragies rétiniennes (obs. 29). Ces hémorragies peuvent tenir à la rupture des vaisseaux rétiniens sous la pousse hypertensive au cours de l'éclampsie.

On observe parfois la coexistence d'une rétinite albuminurique (obs. 32). Mais les deux affections n'ont aucun rapport direct ; chacune évolue pour son propre compte : ce sont deux manifestations différentes de la toxémie gravidique ; l'une est fugitive : l'amaurose ; l'autre est plus tenace : la retinite ; et cette dernière persiste encore alors que l'amaurose est disparue.

La durée de l'amaurose, d'une façon générale, est en effet courte. Dans les cas bénins, au bout de quelques minutes, au bout de quelques heures, la vision est souvent revenue à la normale. Dans les cas plus graves, l'amaurose peut persister plusieurs jours, rarement une semaine, et le retour à la vision se fait souvent alors non plus brusquement, mais lentement et progressivement. Pendant plusieurs semaines, l'acuité reste défectueuse, variant de 1/12 à 1/18 (Sourdille). La malade continuera pendant quelque temps, même quand l'acuité est revenue à la normale, à éprouver une certaine paresse accommodative qui rend impossible tout travail suivi. Ce sont là des faits exceptionnels.

Dans d'autres cas, on peut observer des scotomes transitoires (SCHMIDT-RIMPLER).

Parfois enfin, on a relevé une hémianopsie après la disparition de l'amaurose (5 jours après : obs. 31) ; ou avant l'apparition de cette dernière (obs. 32). Quelquefois même, l'amaurose est incomplète d'emblée, se manifestant dès le début par une hémianopsie homonyme le plus souvent (obs. 35 et 36).

Les crises d'amaurose peuvent se répéter plusieurs fois. Les récidives nombreuses peuvent faire craindre que la vue ne se rétablisse pas complètement. On a signalé en effet, dans certains cas, le développement d'une véritable névrite optique, avec atrophie partielle du nerf optique (obs. 9, 10 et 11.)

Pronostic. — On peut dire d'une façon générale, que dans la grande majorité des cas, l'amaurose guérit complètement, toutes les fois que la malade ne succombe pas à ses crises d'éclampsie (et la mortalité est relativement élevée : 36, 88 % BAR ; 19,2 % PINARD).

Aussi le pronostic de l'amaurose, quoique favorable d'une façon générale, doit être réservé dans certains cas. C'est ainsi qu'on peut noter une récidive de l'amaurose au cours des grossesses ultérieures (obs. 11), une persistance de l'hémianopsie (obs. 34, 35 et 36). Dans quelques cas, il faut se méfier de la possibilité d'une hystérie concomitante.

L'absence de la réaction pupillaire ne semble pas toujours aggraver le pronostic. Les deux seuls éléments dont il faille tenir compte, sont l'état du fond de l'œil et l'état des urines. Si avec un œil normal, l'albumine disparaît des urines, la guérison est assurée, mais si l'albumine persiste, la malade est exposée à toutes les complications habituelles des néphrites : la rétinite et la névrite optiques.

Pathogénie. — La pathogénie de l'amaurose albuminurique gravidique est encore incertaine. On peut cependant aujourd'hui, exclure l'hypothèse d'un œdème passager de la rétine (Heyl), du nerf optique (Ebert) ou de sa gaîne (Rothmann).

On doit plutôt admettre que la cécité est due à un processus cérébral, dont le siège peut, dans certains cas, être assez exactement localisé. La conservation habituelle de la réaction pupillaire à la lumière, montre que la rétine, le nerf optique, le chiasma, les bandelettes, les couches optiques, et surtout les tubercules quadrijumeaux (centre réflexe auquel aboutissent les nerfs optiques) sont hors de cause.

C'est donc plus loin dans le lobe occipital que doit siéger la cause de l'amaurose. Cependant comme la réaction pupillaire fait parfois défaut, il est rationnel de penser que les ganglions de la base du cerveau peuvent quelquefois être touchés. La localisation occipitale se déduit par exclusion : en effet, le siège de l'amaurose ne peut se trouver dans le tiers postérieur des deux capsules internes, sinon elle serait accompagnée d'une anesthésie générale complète. Le siège bilatéral de la lésion expliquerait l'amaurose totale ; une lésion d'un seul lobe occipital, les phénomènes hémiopiques qu'on observe parfois.

Quant à la nature même de processus pathologique, nous en sommes réduits aux plus grandes hypothèses. Le caractère fugitif habituel de l'amaurose est contre l'hypothèse d'une lésion profonde, d'une destruction complète des éléments anatomiques.

La théorie mécanique de Traube explique l'amaurose par un spasme artériel, entraînant une transsudation séreuse comprimant l'encéphale Cet œdème cérébral par compression des lobes occipitaux entraînerait l'amaurose par compression des centres moteurs du cerveau, causerait les convulsions éclamptiques. On a signalé en effet, dans certains cas d'amaurose, un léger degré d'œdème papillaire que cette théorie permettrait d'expliquer.

La théorie a été reprise avec de légères modifications par VAQUEZ, BAR, qui attribuent l'amaurose à l'hypertension toujours si marquée chez les éclamptiques (T A : 21-25) : hypertension qui peut exister sans éclampsie et peut être le seul signe prémonitoire des accès éclamptiques.

Pour CHIRIÉ, l'origine des accès éclamptiques serait une crise rénale aiguë (peut-être congestion rénale aiguë avec mise en tension), sans qu'il soit possible de définir la cause immédiate de cet état aigu (action probable de néphrotoxines sur le foie et le système nerveux), et CHIRIÉ indique, comme une des raisons de son opinion, la rétention chlorurée constante qu'on observe dans l'éclampsie.

WIDAL et VAUCHER ont noté cette rétention chlorurée dans un cas de néphrite (non gravidique, il est vrai), avec hypertension cérébrale et amaurose. WEILL et WILHELM l'ont signalée récemment dans un cas d'amaurose gravidique (obs. 26). La teneur en NaCl du sérum sanguin s'élevait à 7 gr. 17, au lieu de 5 gr. 60 chez la femme enceinte normale. D'ailleurs, la plupart des femmes amaurotiques présentent des œdèmes accentués, indices d'une chlorurémie manifeste.

Ces cas d'amaurose fugace, liés à la chlorurémie (1), seraient à opposer aux lésions durables de rétinite albuminurique liées à l'azotémie.

1. JAVAL a recherché la chlorurémie chez 10 éclamptiques. Chez 4 femmes qui présentaient des troubles de la vue, il existait une chlorurémie variable ; mais comme l'examen ophtalmoscopique n'a pas été pratiqué, on ne peut tenir compte de ces cas.

On revient ainsi à la théorie toxique de Frerichs, et le poison gravidique devient alors la cause de l'amaurose.

Que ce poison exerce une action vasoconstrictive sur les vaisseaux cérébraux, ou agisse directement sur l'écorce cérébrale (crampes, amaurose), ou la partie phériphérique (atrophie optique post-amaurotique), il n'en reste pas moins vrai que cette action est d'ordinaire fugace et transitoire comme les troubles eux-mêmes qui en dérivent. Mais on peut concevoir une atteinte prolongée du poison, donnant naissance à une lésion profonde de l'écorce et entraînant par conséquent un trouble durable : tel le cas de Pick où, à l'autopsie d'une femme atteinte d'une hémianopsie durable, on a trouvé un ramollissement limité à la deuxième circonvolution occipitale (obs. 37).

Diagnostic. — Le diagnostic de l'amaurose albuminurique se fait en général facilement, quand on constate chez une femme enceinte albuminurique une cécité brusque ou tout au moins rapide, accompagnée ou non de crises éclamptiques et sans lésions ophtalmoscopiques. Ce dernier signe est pathognomonique et différencie l'amaurose de la rétinite albuminurique et de la névrite optique. Toutes les fois d'ailleurs qu'après l'amaurose, l'acuité ne revient pas à la normale, il faut soupçonner une complication rétinienne, névritique surajoutée.

C'est ordinairement la présence d'albumine dans l'urine qui permettra d'affirmer la variété d'amaurose qui nous occupe, et de la distinguer d'autres amauroses qu'on peut également rencontrer chez des femmes enceintes.

Avant l'accouchement, on a signalé un certain nombre d'amauroses non albuminuriques ; et certains auteurs admettent même que l'état puerpéral le plus normal peut se compliquer d'amaurose. Ce que l'on peut dire, ce qu'il est possible de voir sous l'influence gravidique se réveiller une manifestation hystérique, latente jusque-là, se traduisant par de l'amaurose.

L'*amaurose hystérique* est d'ailleurs des plus délicates à reconnaître : une apparition brusque de la cécité sans lésions, même conservation des réflexes ; et quand ces troubles s'accompagnent chez une femme enceinte de crises d'hystérie, on conçoit que le diagnostic puisse être un moment hésitant. L'albuminurie et l'aspect spécial de la crise éclamptique différant de la crise hystérique attireront l'attention. De plus, l'amaurose hystérique est souvent unilatérale, bien que Jacobson, Harlent aient décrit des cas d'amaurose bilatérale. La cessation de la crise amaurotique est plus brusque que dans l'amaurose albuminurique. Elle laisse après elle non pas une diminution de l'acuité centrale, mais un rétrécissement notable et concentrique du champ visuel avec achromatopsie surtout marquée pour le violet et le vert. Enfin les autres stigmates de l'hystérie : troubles divers de la sensibilité, de l'excitabilité, l'hémianesthésie, l'anesthésie du voile du palais, les contractures spéciales mettront sur le diagnostic.

Quant aux amauroses sans albumine survenant avant l'accouchement et accompagnées d'éclampsie, on ne peut se prononcer qu'après avoir examiné fréquemment et minutieusement les urines qui sont souvent le siège d'une albuminurie intermittente pouvant passer inaperçue à un examen superficiel. Nous avons d'ailleurs suffisamment insisté sur ce fait, que l'absence d'albumine n'est pas suffisante pour faire rejeter l'idée d'une amaurose par toxémie gravidique.

En cas d'amaurose non albuminurique survenant après l'accouchement, il faudra penser à l'*amaurose par perte sanguine*. Une hémorragie considérable n'est pas d'ailleurs nécessaire, tout dépend de l'état général de la femme ; chez une femme épuisée, une hémorragie même minime pourra déterminer plusieurs crises amaurotiques passagères. Parfois une série d'hémorragies très fortes ne provoquent pas de troubles oculaires, et un jour donné, après une nouvelle métrorragie, l'amaurose s'installe. Parfois cette amaurose qui a disparu après une hémorragie reparaît après chaque nouvelle métrorragie, parfois même en s'aggravant. Dans certains cas, au contraire, les répétitions de la métrorragie n'auront aucun effet sur la vision.

L'amaurose peut survenir pendant l'hémorragie utérine ou immédiatement après (25 °/₀ de cas) ; mais ordinairement il s'écoule un certain temps entre la métrorragie et les troubles visuels : de quelques heures à vingt et un jours (Chevallereau).

L'amaurose est généralement bilatérale ; elle peut atteindre les deux yeux simultanément, ou l'un après l'autre, en peu de temps.

L'amaurose unilatérale est rare (10 à 15 °/₀ des cas, d'après Groenouw). La durée de la cécité est de quinze minutes, quelques heures, un jour, souvent quelques jours ou quelques semaines.

La réaction pupillaire à la lumière est ordinairement abolie. A l'ophtalmoscope on ne constate au début aucune lésion, sauf peut-être une pâleur générale de la rétine surtout de la papille. Mais le plus souvent, il ne s'agit plus alors d'amaurose, on constate un substratum anatomique qui rend le pronostic de cette cécité plus grave que celui de l'amaurose albuminurique. La restitution complète de la vision ne survient que dans 20 °/₀ des cas environ. Ailleurs on peut observer une amélioration, mais la cécité peut demeurer complète.

Les cas d'*amaurose dus à un ictère gravidique* sont très rares. On ne connaît que deux observations : celle de Lutz et de Landesberg. Dans le cas de Lutz, il s'agit d'une femme de 37 ans qui, le huitième mois de sa cinquième grossesse, présenta un ictère très marqué avec hémorragies sous-cutanées. Pas d'albumine dans l'urine. Amaurose bilatérale avec un peu d'amélioration avant l'accouchement. Mort deux jours après la naissance d'un enfant né avant terme. Landesberg a vu chez une femme, à la fin de sa grossesse, une amaurose complète qui dura quatre jours, et accompagnée de vomissements et d'un ictère très marqué. Urines non albumineuses. Ces cas sont intéressants ; car, dans l'ictère ordinaire même très accentué, on n'a pas signalé d'amaurose. Il semble donc que l'amaurose doit être attribuée non à l'ictère, mais bien à l'intoxication gravidique.

Peut-être faut-il expliquer de la même manière certains cas d'anesthésie rétinienne observés par Silex chez des femmes enceintes chez lesquelles il n'existait aucun phénomène hystérique.

Dans certains cas, le diagnostic peut être hésitant avec une *migraine ophtalmique* survenant pendant ou après l'accouchement. Mais alors la céphalée, les vomissements surviennent ordinairement à la fin de l'accès, et pendant ce dernier, les scotomes ou l'hémianopsie partielle, toujours homonyme, mettront sur la voie du diagnostic.

Dans tous les cas, le fond de l'œil a été trouvé normal. L'examen ophtalmoscopique permettra donc de différencier facilement ces cas d'amaurose sans lésions, des troubles que nous étudierons dans le chapitre suivant : la rétinite et la névrite albuminuriques.

OBSERVATIONS

A. — **Amauroses avec albuminurie.**

I. — Amauroses sans éclampsie.

Obs. 1 (*Personnelle*). — L..., 27 ans, I-pare, aucun antécédent pathologique. Entre à la Maternité le huitième mois pour albuminurie et œdème marqué des jambes. Régime lacté absolu. Quatre jours avant son accouchement, elle est prise de céphalalgie frontale ; vers 1 heure de l'après-midi, sa vue s'obscurcit, et au bout de quelques minutes toute perception lumineuse a disparu : tout est nuit autour d'elle. Les pupilles sont normales, plutôt légèrement dilatées ; mais les réflexes existent à la lumière. A l'examen ophtalmoscopique, on ne constata aucune lésion. La cécité persista complète jusque vers 7 heures du soir. A ce moment, la lumière commença à être perçue, le lendemain la vision était revenue à la normale. L'examen des urines montre une grande quantité d'albumine (6 gr.). Le pouls est lent (60) ; la tension est de 25. Quatre jours après, la malade accoucha spontanément d'un enfant vivant sans avoir ressentie de crise d'éclampsie. L'albumine disparut quelques jours après, l'accouchement et les troubles visuels ne reparurent plus.

Obs. 2. — Eliasberg. — E. K..., 24 ans, V-pare. Grossesse antérieure normale. Pendant sa dernière grossesse, vers la deuxième moitié, apparut un œdème des extrémités. Une demi-heure avant l'accouchement, la femme est très déprimée, amaurose complète, céphalée violente. Accouchement en plein coma. Deux heures et demie après l'accouchement, l'apathie est très marquée. Perception lumineuse quantitative, pupilles de diamètre normal, réaction lumineuse normale ; rien à l'examen ophtalmoscopique. La céphalée violente, l'œdème des extrémités, les urines rares et albumineuses firent porter le diagnostic d'amaurose albuminurique, avec pronostic bénin. En effet, deux jours après, l'amaurose avait complètement disparu.

Obs. 3. — Harry-Morell. — J.., 35 ans, V-pare, au septième mois de sa grossesse vint consulter pour de l'œdème des jointures, des paupières inférieures et des mains ; céphalée intense, dilatation pupillaire avec troubles visuels allant jusqu'à la cécité complète. La malade était hébétée, somnolente et apathique. Sa mémoire était paresseuse. Urines acides, D. : 1.023, 15 onces en vingt-quatre heures, albumine considérable, l'urine se prend en masse quand on la chauffe ; 1 gramme d'urée par once. Au microscope, cylindres granuleux, épithéliaux et hyalins en abondance. Hémoglobine 65 °/o, globules rouges 3 millions.

Le traitement suivant fut institué. Repos au lit, diète lactée absolue, boissons abondantes, bains chauds, injections rectales de sérum deux fois en vingt-quatre heures, calomel. Au bout de deux à trois jours on nota seulement une légère augmentation de la quantité d'urée excrétée, mais la malade ne se sentait pas mieux, elle était aussi hébétée et demandait à dormir la plupart du temps.

En raison de ces symptômes et de la cécité, on *provoqua* l'accouchement soixante-douze heures après le début des accidents : on rompit les membranes. Mais le travail ne fut terminé que trois jours plus tard. Durant les vingt-quatre ou trente-six heures qui suivirent, l'état de la femme était désespéré, elle était dans le coma, les pupilles dilatées, la cécité complète P : 137 ; température normale. Puis, grâce aux injections de strychnine, de digitaline et de sérum, le mieux se produisit ; l'urée augmenta et l'albumine diminua. Six semaines plus tard, la malade quittait le lit, sa vision était encore faible, bien que le fonds de l'œil fût normal.

Obs. 4. — Radtke. — 26 ans, III-pare. Dans les derniers temps de sa grossesse, elle se plaint de céphalée et d'œdème, mais jamais de troubles visuels. Une heure et demie après un accouchement spontané, elle est prise d'éblouissements et d'éclairs devant les yeux qui disparurent en un quart d'heure. Une demi-heure après (2 h. 1/4 après l'accouchement) la malade remarqua qu'elle était complètement aveugle. Réflexes pupillaires conservés, fond normal. Deux jours et demi après, elle put distinguer le jour de la nuit et les mouvements grossiers ; la perception lumineuse revint complètement trois jours après l'apparition de l'amaurose. Un jour et demi plus tard l'acuité était normale. A la sortie, fond de l'œil normal. L'albuminurie qui s'était élevée à 17 grammes par litre, était disparue à la sortie.

Obs. 5. — Semon. — 19 ans, I-pare, bien portante jusque-là, est prise d'une cécité subite, vingt-quatre heures environ après un accouchement facile et spontané. Depuis quelques jours, elle avait quelques maux de tête et des nausées. A l'ophtalmoscope, fond normal. Pas d'œdème, température 37°6, pouls 64, plein et fort. A la sonde on retire trois quarts de litre d'urine contenant des traces d'albumine, quelques leucocytes, quelques cylindres hyaliens et granulo-graisseux. En peu de jours, sans traitement, la vision était redevenue normale.

Obs. 6. — Spurway. — C..., 21 ans, I-pare, attendait sa délivrance vers le 1er avril. Le 20 mars elle présenta de l'œdème des extrémités ; son urine contenait une forte proportion d'albumine. Elle fut mise au lait et aux diurétiques. Le lendemain elle perdit brusquement la vue de O. D. : deux jours après, il se produisait un strabisme interne du même œil. On administra des diurétiques plus abondants, des purgatifs, et la femme garda le lit. Mais aucune amélioration ne se produisit, et le 26 mars, O. G. fut pris à son tour ; mais la perte de la vision n'était pas complète. A l'ophtalmoscope, fond très pâle, mais sans hémorragie ni rétinite albuminurique.

Le travail commença le 27 mars ; elle accoucha de deux jumeaux. Dès que la poche des eaux fut rompue, elle cria joyeusement qu'elle pouvait voir de O.D. ; et après la naissance de son deuxième enfant, le strabisme était moins marqué. Suites normales, à part une forte hémorragie. La vision revint des deux yeux, mais O. G. était toujours dévié en dedans. Le 5 avril, le strabisme persistait encore; vue normale. L'urine contenait encore des traces d'albumine. Les deux jumeaux étaient bien portants.

Obs. 7. — Ellett. — 35 ans, III-pare, à chaque grossesse, a souffert de névrite du plexus brachial et des dents ; plusieurs arrachées sans effet. Son troisième accouchement eut lieu deux semaines avant que l'auteur la vit. Dans les premiers mois de cette grossesse, nouvelle névrite brachiale qui disparut ; urines non albumineuses deux semaines avant l'accouchement. Le jour de l'accouchement, à 8 heures, elle se plaint d'un affaiblissement de la vision, elle est en travail. Délivrance à 10 heures, suivie d'issue de nombreux caillots sanguins. Dans les vingt-quatre premières heures, suppression de l'urine. Le jour suivant, une once d'urine très albumineuse, qui disparut à mesure que la sécrétion s'accrut. Deux semaines après l'accouchement vue normale, champ normal, fond normal, un peu anémique. Urines de quantité normale sans albumine.

Obs. 8. — Bowmann (*in* Lee). — Il s'agit d'uue femme qui, à la fin de sa grossesse, sans céphalée ni aucun symptôme est prise de cécité soudaine. A l'ophtalmoscope, fond normal. Il existait de l'œdème palpébral, et l'examen des urines montrait une albuminurie considérable. Après l'accouchement prématuré d'un enfant mort, survint une lente amélioration ; mais la vision ne se rétablit qu'en partie. L'albumine ne disparut pas complètement.

Obs. 9. — Pooley. — 21 ans, I-pare, donne naissance à un enfant mort, le 23 décembre 1905. La vision commença à baisser environ un mois avant son accouchement. Son urine était albumineuse, et elle présentait depuis longtemps d'autres signes d'intoxication. Quand l'auteur la vit pour la première fois après la naissance de l'enfant, elle était complètement aveugle. Les pupilles étaient dilatées au maximum, ne réagissant plus à la lumière ; mais l'ophtalmoscope ne montrait aucune modification appréciable du fond de l'œil, sauf peut-être un rétrécissement des artères. Ultérieurement on constata une atrophie complète du nerf optique.

On ne peut que regretter la non provocation de l'accouchement dans ce cas, ce qui eût peut-être empêché la cécité.

Obs. 10. — Bastide. — A. P..., 32 ans, pas de maladies antérieures, pas de syphilis. Elle a déjà eu trois enfants, deux bien portants, le second mort à neuf mois. Pendant tout le cours de sa quatrième grossesse, elle eut une céphalée violente, et dès le troisième mois, elle commença à ressentir des picotements dans O. G., avec sensation d'étincelles et la vue se mit à baisser avec des douleurs périorbitaires assez vives. Deux mois avant l'accouchement, en novembre 1890, la cécité était complète de O.G. ; à ce moment, la vue commença à se troubler de O. D. ; pupilles dilatées. Accouchement le 1er février 1891, les suites de couches semblaient bonnes quand, huit jours après, elle perdit complètement connaissance et fut prise de *convulsions*. Cet état dura cinq ou six jours, un médecin trouva de l'albuminurie. Quand elle revint à elle, la malade était aveugle, ne distinguant même pas la lumière. Enfant vivant.

Le 19 juin 1891 la malade présente encore un nuage d'albumine, à part cela sa santé est excellente. Des deux yeux, pupilles dilatées, papilles blanches, avec artères légèrement rétrécies. $V = 0$.

Obs. 11. — Lawson. — 41 ans, X-pare ; 6 enfants vivants. Pendant sa huitième grossesse commença à baisser dès le deuxième mois jusqu'à la fin. Elle ne pouvait voir que les grands objets, mais ne pouvait compter les doigts placés devant les yeux. Après l'accouchement, sa vue s'améliora, et au bout de trois mois, elle pouvait lire les grandes lettres.

Deux ans après neuvième grossesse. Sa vue commença à baisser au neuvième mois ; bientôt elle ne distingua plus le jour de la nuit. Albumine dans l'urine. Après la naissance il se produisit une amélioration mais plus faible qu'auparavant ; elle pouvait reconnaître les personnes, mais la lecture lui était impossible.

Quelques mois plus tard dixième grossesse. La vision tombe également vers le deuxième mois et baisse rapidement jusqu'au sixième mois ; albumine dans l'urine. A l'examen, on constate OD V = main à 8 pouces. A l'ophtalmoscope, on trouve une atrophie optique bilatérale.

Obs. 12. — Poten. — 26 ans. I-pare, est prise d'anurie au cinquième mois de sa grossesse, sans œdème, température : 36°8, pouls petit : 92. Accouche, le 12 mai, d'un enfant légèrement macéré de 1.550 grammes. Vomissements abondants. Température après l'accouchement : 37°. Pouls : 98. Anurie persiste. Conscience parfaite. Le 13 mai le cathétérisme ramène 1 gramme d'urine très albumineuse contenant des cylindres et des cellules épithéliales en abondance. Violentes douleurs gastriques. Le 14. — Amaurose passagère, température : 38° 7, pouls : 120. Anurie. Le 15. — Fond de l'œil normal, vomissements fréquents.

Le 17. — Dyspnée progressive. Un léger œdème malléolaire apparaît pour la première fois ; température : 36° 8, pouls : 200. Vomissements. Pouls incomptable. La malade *meurt* en un quart d'heure.

Autopsie. — Reins volumineux avec hémorragie et foyers de nécrose. Cerveau anémique avec quelques petites hémorragies. Infarctus anémiquse du foie.

Obs. 13. — Stephenson. — I-pare, 23 ans, perdit complètement et soudainement la vue aussitôt après l'accouchement d'un enfant bien portant. Le travail avait été normal, la femme avait seulement souffert de céphalée violente et l'urine contenait de l'albumine. Lorsque l'amaurose fut complète, il existait également une céphalée frontale, des vomissements et une demi-somnolence. Pas de crises d'éclampsie. Les pupilles réagissaient à la lumière et l'examen du fond de l'œil ne montre aucune altération. L'urine émise en quantité normale contenait 2,9 °/₀ d'urée, une grande quantité d'albumine, quelques globules rouges et leucocytes, mais pas de cylindres. La vision s'améliora rapidement si bien que deux jours après l'accouchement la lumière commençait à être perçue et le lendemain les grands objets étaient reconnus, Cinq jours après l'accouchement, la femme pouvait compter les doigts à 6 pieds d'un œil et le lendemain elle pouvait lire un journal avec un œil. Vingt et un jours après l'accouchement OD V = 6/6, OG V = 6/12.

II. — Amauroses avec accès éclamptiques.

1° *Pendant ou à la fin de la grossesse.*

Obs. 14 — Silex. — 28 ans, I-pare, œdème accentué des malléoles six semaines avant l'accouchement; albumine abondante. Dans les dernières semaines, céphalée violente, vision de mouches et d'éclairs, lecture difficile. Fond d'œil normal ; V = 2/3. Laxatifs et compresses froides sur la tête. Un jour avant l'accouchement, tout devient nuageux, mais conscience conservée. La lumière n'est plus perçue à quatre heures de l'après-midi (il fait pleine nuit). Réflexes pupillaires normaux à la lumière et à la convergence (examinés par la fixation de son propre doigt). Au bout de six heures grave accès d'éclampsie avec perte de connaissance ; 8 accès survinrent dans l'espace de dix heures jusqu'à la naissance de l'enfant, et 2 après la naissance. La malade resta sans connaissance pendant un jour et demi, puis reconnut des petites aiguilles à 1 m. 50. Fond d'œil normal.

Obs. 15. — Radtke. — *Amaurose pré-éclamptique*. 34 ans, III-pare ; au huitième mois de sa grossesse, est prise subitement d'éblouissements et d'amaurose complète durant une demi-heure. En même temps, malaise, céphalée, vomissements. Fond d'œil normal. Quelques heures plus tard, premier accès éclamptique suivi de 4 autres. Trois jours après rétablissement complet de la vision ; quitte l'hôpital. La grossesse continue. L'albuminurie s'était élevée à 36 grammes par litre avec nombreux éléments épithéliaux.

Obs. 16. — Radtke. — *Amaurose post-éclamptique*. 22 ans, I-pare; vingt-trois jours avant l'accouchement, est prise d'amaurose au sortir d'une crise d'éclampsie, l'amaurose persista pendant trois jours ; fond d'œil : normal. Aucun trouble visuel lors de l'accouchement spontané ultérieur et des suites de couches. L'albumine qui atteignait le taux de 8 grammes par litre était disparue à la sortie, V = 1.

Obs. 17. — Sourdille. — *Amaurose pré-éclamptique*, Ch..., 34 ans, I-pare ; dernières règles en septembre 1897. Aucun incident jusqu'en février 1898 où elle commença à éprouver des vertiges et quelques troubles visuels, caractérisés par une obnubilation persistante et une grande difficulté à distinguer les objets rapprochés. Deux ou trois jours après, elle perd brusquement et complètement la vision, en même temps qu'elle est atteinte d'accès répétés d'éclampsie qui durent quatre jours, et ne se terminent qu'après l'expulsion d'un fœtus mort. Pendant plusieurs jours encore après la disparition des crises, l'amblyopie persiste absolue et complète, la malade ne pouvant même pas percevoir la lumière. En même temps, hébétude, paresse de la mémoire et de l'intelligence. Puis peu à peu, en même temps qu'était employé le régime lacté (l'analyse des urines ayant décélé la présence d'une notable quantité d'albumine) la vision s'améliore légèrement.

L'auteur voit à ce moment la malade (12 mars 1898) un mois après l'avortement et le début de l'amblyopie. ODG V = 1/12 pupille droite légèrement dilatée, gauche normale; réflexes lumineux normaux; pas de scotome central, pas de rétrécissement marqué du champ visuel. A l'ophtalmoscope, aucune lésion des membranes profondes et des papilles ; pas d'hémorragies rétiniennes, pas de suffusion nuageuse de la papille. Albumine disparue.

Sous l'influence d'un traitement prolongé durant sept semaines (régime lacté, iodure de sodium, strychnine, électrisation), V = 2/3 ODG. Mais la lecture est encore très difficile, devenant impossible au bout de quelques minutes. C'est seulement vers le 15 juin que la malade a pu recommencer à lire et écrire d'une façon suivie.

Obs. 18. — Fauconnier et Pley. — *Amaurose pré-éclamptique.* B..., 36 ans, I-pare réglée à 13 ans, rougeole et coqueluche vers 3 ans. Dernières règles, 20 avril 1906. Vient consulter à la Maternité de l'Hôtel-Dieu le 7 décembre 1906 parce que depuis quatre jours elle souffre de céphalée intense et depuis la veille au soir, vers 4 heures, elle a perdu complètement la vue.

A l'examen obstétrical, hauteur utérine, 26 centimètres; sommet non engagé ; bassin normal; bruits du cœur sourds et irréguliers. Urines très albumineuses se prenant en masse. Amaurose complète et bilatérale ; ne distingue le jour de la nuit.

En raison de ces graves symptômes, on décide de provoquer immédiatement l'accouchement. Le 7 décembre, deux heures après son arrivée, on place des bougies de Hégar puis un ballon de Champetier qu'on renouvelle le lendemain 8 décembre. La malade est prise d'un accès d'éclampsie (chloroforme, chloral). Les douleurs se rapprochent et augmentent; le ballon est expulsé à 8 h. 20; à 9 h. 20, application de forceps et extraction d'un garçon de 1.530 grammes, couvert de phlyctènes et qui meurt peu après; placenta, 330 grammes. La malade reprend connaissance, elle est toujours aveugle, mais dit avoir une sensation de lumière. Myosis très marqué, réflexes lumineux et consensuel conservés ; à l'ophtalmoscope, ni œdème papillaire, ni hémorragies rétiniennes. Vers 2 heures, la malade dit qu'elle commence à apercevoir les objets, mais enveloppés de brume.

Le 9 décembre la vision est nette. A l'ophtalmoscope, après atropine, on constate un très léger œdème des deux papilles, moins marqué à gauche. L'albumine diminue.

Obs. 19. — Wilkinson. — *Amaurose post-éclamptique.* F..., enceinte de huit mois et demi, est prise le 1er mai de convulsions éclamptiques · souffrait depuis quelques jours de la tête; urines très albumineuses. Le 1er mai vers 4 heures, se plaint de troubles de la vue ; à 8 heures, est prise de convulsions, et à ce moment devient aveugle. Pupilles réagissent à la lumière ; à l'ophtalmoscope, œdème marqué des deux papilles avec congestion de toute la rétine; veines larges et tortueuses. La cécité était telle que la malade ne pouvait voir une lumière placée à 8 pouces de ses yeux. Accouchement au forceps. La femme resta complètement aveugle jusqu'au 2 mai à 9 heures du soir; elle aperçut alors une lumière. L'albumine était diminuée d'un tiers. Le 3 mai à 9 heures du matin, elle apercevait assez bien son mari. L'ophtalmoscope montra la diminution de tous les symptômes. Trois jours plus tard, quand les urines ne continrent plus qu'une trace d'albumine, elle pouvait lire le N° 2 Jaeger avec un peu de difficulté.

Obs. 20. — Webster. — *Amaurose post-éclamptique.* L'auteur vit, en consultation avec le Dr Lawrence Johnson, une femme dans le deuxième ou troisième mois de sa grossesse. Au huitième mois elle présenta des convulsions éclamptiques toute une nuit, et le lendemain matin elle était aveugle des deux yeux. Fond de l'œil normal. On fit l'accouchement prématuré; au bout de vingt-quatre heures naquit un enfant vivant; la mère guérit et recouvra la vue.

Obs. 21. — Berthold Adler. — *Amaurose post-éclamptique.* Al..., 22 ans, I-pare; dernières règles en mai 1897. Aucun incident jusqu'au 13 novembre; l'après-midi de ce jour à la suite d'une frayeur, la femme est prise d'un écoulement sanguin génital, de céphalée et de vomissements; elle a des crises convulsives de la face et des membres supérieurs durant une demie à une minute se répétant deux à trois fois. Quand elle sortit de ces accès, la malade s'aperçut que tout était sombre autour d'elle et qu'elle ne voyait rien. Pupilles égales, ne réagissant pas à la lumière; ne distingue pas le jour de la nuit; fond d'œil normal. Albumine, 10 °/₀. Comme les vomissements et la cépbalée ne cessent, malgré le traitement, on provoque l'accouchement le 14 novembre par tamponnement à la gaze iodoformée. Le 15 novembre, vomissements et céphalée persistent; peut distinguer le jour de la nuit. Le 16 novembre, V = doigts à 0 m. 25; rien à l'ophtalmoscope; albumine disparue. Le 17 novembre, accouchement spontané d'un enfant mort. Le 18 novembre, la vision renaît et le 25 novembre, V = 6/6.

Obs. 22. — Videky (cité par Reüter). — *Amaurose pré-éclamptique..* I-pare est prise subitement au huitième mois de sa grossesse d'amaurose totale suivie de crises d'éclampsie. Fond de l'œil normal. On provoque l'accouchement en faisant une césarienne. L'acuité revint à la normale.

Obs. 23. — Schön. — 36 ans, VIII-pare, 5 grossesses normales, 1 avortement et 1 enfant mort. A la fin de sa huitième grossesse elle présente un grand œdème des jambes, de l'albuminurie, agitation, céphalée, vertiges, et elle devient brusquement aveugle. Pupilles très dilatées, ne réagissant plus à la lumière. Grâce à une petite saignée produite par des sangsues derrière les oreilles, la vision reparut pendant quinze minutes pour disparaître ensuite de nouveau.

Quatre heures après l'apparition de l'amaurose, la malade eut des vertiges et une première crise d'éclampsie d'une durée de huit minutes, suivie de stupeur, d'autres convulsions suivirent.

Au cours d'une crise, la malade accoucha d'un enfant vivant.

Les convulsions reparurent plus ou moins intenses, conscience obscurcie, pouls fréquent, urines très albumineuses.

On fit une saignée de 12 onces, on mit de nouveau des sangsues sur les tempes. Mais les crises se répétant de plus en plus, on donne de la morphine, des inhalations de chloroforme. Tout fut vain. Les convulsions redoublèrent d'intensité et la femme mourut dans le coma quarante et une heures après le début de la maladie.

Obs. 24. — Jardine. — 22 ans, I-pare, fut amenée sans connaissance le 20 janvier. Urine très albumineuse, contient des cylindres granuleux et épithéliaux et des hématies. Le 23, accouchement d'un fœtus macéré de sept mois. Placenta apoplectique et graisseux.

Les renseignements apprennent que la malade avait eu de l'œdème de la face et des membres au milieu de sa grossesse. Trois semaines avant l'accouchement les paupières étaient bouffies. L'acuité visuelle diminua et il semblait à la femme qu'elle avait un voile devant les yeux. Trois jours avant l'admission : céphalée, gastralgie et diminution de la vision. Le jour de l'admission : on trouva la malade étendue par terre sans connaissance.

L'examen des yeux montra que le fond de l'œil droit était normal. Le gauche présentait une petite hémorragie en dehors et en haut de la macula.

Quand la femme sortit le 3 février, l'albuminurie se montait à 0 gr. 25 par litre.

Obs. 25. — Weill et Wilhelm. — 21 ans, I-pare, est prise au septième mois de sa grossesse d'albuminurie avec 18 crises d'*éclampsie*. Depuis deux jours, cécité presque complète. Fond d'œil normal. TA = 19. Après une saignée de 350 grammes, la femme accouche spontanément d'un enfant mort de 1.500 grammes. Quelques jours après, la vision est revenue à la normale ; l'albumine est disparue. L'examen du sérum sanguin décela 0 gr. 48 par litre.

Obs. 26. — Weill et Wilhelm. — 22 ans, I-pare, présente au huitième mois de sa grossesse de l'œdème de la face et des malléoles et de l'albuminurie. Du 26 novembre au 3 décembre elle fait 3 crises d'*éclampsie*. Le 2 décembre, elle se réveille presque aveugle. Pupilles dilatées, réagissant paresseusement. Fond d'œil normal. On fait une saignée de 400 grammes. Examen du sérum sanguin montre : $\Delta = -0{,}62$: NaCl = 7 gr. 17. Urée : 0 gr. 47 par litre. Une ponction lombaire faite le 3 décembre donne issue à un liquide hypertendu contenant NaCl : 9 gr. 23, urée : 0 gr. 50 par litre.

Le 8 *décembre*. — La femme accouche spontanément d'un enfant vivant de 2.300 grammes. La vue revint rapidement.

2° *Amauroses contemporaines de l'accouchement.*

Obs. 27. — Silex. — *Amaurose pos-éclamptique*. 29 ans, III-pare ; grossesse normale ; peu avant le terme, est prise de céphalée, de sensations de vertige, voit des boules de feu devant les yeux. Avant la fin de l'accouchement, crise d'éclampsie ; coma durant trois heures. La conscience revient ensuite, la malade accuse une obscurité complète. Urines albumineuses. L'auteur voit la malade six heures après ; amaurose avec réactions pupillaires normales. Le troisième jour la malade prétend apercevoir quelque chose, et le lendemain, vision normale.

Obs. 28. — Radtke. — *Amaurose pré-éclamptique.* 25 ans, I-pare. Pendant la grossesse, œdème, vomissements et céphalée ; pas de troubles oculaires. Fond d'œil normal deux jours *ante-partum.* Deux heures après le début des douleurs apparurent des flammes devant les yeux, comme un voile devant la vue ; en cinq minutes amaurose complète. Dix-sept minutes après, par conséquent vingt-deux minutes après l'apparition des premiers troubles visuels, première attaque d'éclampsie ; deuxième une heure et demie après ; puis coma au bout de cinq crises, on provoque l'accouchement au forceps d'un enfant à terme. Deux jours après l'accouchement, V = 2/3 ; le onzième jour, V = 1. L'albumine qui s'était élevée jusqu'à 8 grammes par litre avait disparu quand la malade quitta l'hôpital.

Obs. 29. — Joseph. — *Amaurose pré-éclamptique.* 20 ans, I-pare, fut réveillée dans la nuit qui précéda l'accouchement par des étincelles et des flammes devant les yeux. Ces phénomènes existèrent encore après son réveil ; acuité normale. Elle dormit pendant une heure et se réveilla aveugle des deux côtés. A l'examen oculaire, forte injection des vaisseaux ciliaires, dilatation et immobilité pupillaire ; éclat cornéen amoindri ; milieux clairs ; fond rouge. Macula sombre ; papille reconnaissable non à ses contours mais à l'entrée des vaisseaux ; du côté nasal, vers l'ora serrata, quelques taches rouges noirâtres, irrégulières, devant lesquelles passent de petits vaisseaux. Pouls : 120, température élevée ; urines très albumineuses avec cylindres. Au cours d'accès éclamptiques, naît un enfant mort de sept mois et demi. Un profond sommeil s'installa, et il survint une légère amélioration de la vision, qui avait été supprimée complètement pendant trois jours. Huit jours après, la vision était revenue jusque dans la partie du champ visuel rétréci par les ecchymoses ; papilles à bords nets. Ce n'est que huit mois après que les ecchymoses disparurent et que la vision redevint complètement normale.

Obs. 30. — Jacomb Hood. — 19 ans, I-pare, entra à Queen Charlotte's Hospital avec des traces d'albumine dans l'urine. Le travail commença vingt heures après l'admission, et au bout de douze heures de travail, la femme devint subitement aveugle. Cinq minutes après elle fut prise d'une convulsion qui dura trois minutes. L'urine contenait 1/5 d'albumine. A l'ophtalmoscope, on trouva une légère pâleur de la papille, mais pas de rétinite. L'accouchement au forceps fit ainsi de nouvelles convulsions. La vue revint progressivement et elle était normale quand la femme quitta l'hôpital le quinzième jour.

3° *Amaurose des suites de couches.*

Obs. 31. — Silex. — 29 ans, I-pare ; malaises durant la grossesse, vomissements pendant des mois ; accès d'éclampsie ; on fit une application de forceps. La conscience et l'intelligence revinrent au bout de huit jours ; la femme se plaint d'étincelles et de brouillard devant les yeux. Nouvel accès, suivi dans la nuit de plusieurs crises convulsives ; au réveil, amaurose. Pupilles moyennement dilatées et fixes. Albumine abondante. Le quatrième jour l'amaurose persiste avec sensorium normal. Le cinquième jour, perception lumineuse ; le sixième, V = 1. Albumine environ huit semaines.

Obs. 32. — Silex. — *Amaurose post-éclamptique.* — 24 ans, I-pare. Albumine à la fin de la grossesse et troubles visuels ; œdème accentué, troubles respiratoires. Cinq heures après un accouchement normal, apparaît une série de crises éclamptiques graves. Le soir du deuxième jour, la conscience revient, amaurose, réaction pupillaire très faible. Le cinquième jour, la femme reconnaît les objets (peigne, miroir). A l'ophtalmoscope, tableau de la rétinite albuminurique (œdème du nerf, nombreuses taches blanches et quelques hémorragies). Le quinzième jour, la malade lit les gros caractères, le trentième jour, les caractères de journaux. La rétinite est améliorée, mais encore non guérie. La malade est perdue de vue.

Dans ce cas, on a affaire à une amaurose an cours d'une rétinite albuminurique déjà existante. La cécité n'est pas le fait de la rétinite dont les lésions étaient insuffisantes.

Obs. 33. — Bastide. — *Amaurose post-éclamptique.* — 22 ans, I-pare, bonne santé habituelle ; pendant les derniers mois, céphalée intense, vomissements, œdème des jambes. Le 9 avril 1892, elle est prise de douleurs, le lendemain elle présente quelques mouvements des muscles de la face, et le soir elle accouche d'un enfant bien portant ; quelques heures après elle est prise de convulsions très violentes avec perte de connaissance.

Le 11 avril, malade dans le coma, pupilles dilatées, un peu sensibles à la lumière. Accès convulsifs toutes les deux ou trois heures, durant jusqu'à une demi-heure, albuminurie considérable. Le 12, accès plus courts et plus espacés, mais agitation extrême dans l'intervalle. Le 15, la malade reprend connaissance : elle est complètement aveugle, elle ne distingue même pas la lumière ; fond de l'œil normal. Le 16, elle voit les personnes qui l'entourent. Le 25, V = 1 ; albumine disparue.

Obs. 34. — Zimmermann. — *Amaurose post-éclamptique.* — 38 ans, II-pare ; a eu au cinquième mois de sa grossesse (août 1894), une première crise d'éclampsie suivie de 8 accès, le même jour. Urine albumineuse. 100 centimètres cubes par vingt-quatre heures. La malade fut mise au lit et à la diète lactée pendant quatre semaines et l'urine redevint normale. En octobre 1894, six nouvelles attaques ; en même temps, des troubles mentaux apparaissent, la mémoire fait défaut, la malade devient apathique, ne peut plus marcher. Facies œdématié et cyanosé. Urine : 759 centimètres cubes par jour. Le 24 décembre, elle accouche d'un garçon bien portant, pas d'éclampsie pendant le travail qui fut normal. Quatre jours après l'accouchement,

3 crises d'éclampsie et 13 le huitième jour. Urine un peu albumineuse. L'état mental s'aggrave. Le 2 février 1895, urine 1.000 à 1.500 centimètres cubes, pas d'albumine, faiblesse du côté gauche, lourdeur de la langue. Le 15 février, nouvelles attaques. Amaurose.

Examinée le 2 mars, la femme est atteinte de myopie forte avec straphylome postérieur, mais fond normal ODG ; OG ; champ visuel rétréci en haut et du côté temporal ; OD normal. Pupille gauche un peu plus petite que la droite, mais les réactions pupillaires sont normales des deux côtés. Crises éclamptiques ne reparurent plus, mais la femme devint apathique et stupide. *Mort* subite le 21 mars 1895.

Autopsie : ramollissement blanc du lobe occipital gauche vers le plancher de la corne postérieure du ventricule latéral gauche. Les vaisseaux de la base ne présentent aucun changement, ni embolie, ni thrombose des grosses branches.

Obs. 35. — Stephenson. — I-pare, 20 ans. Albuminurie et œdème des jambes à la fin de sa grossesse. Accouchement au forceps sous chloroforme d'une fille vivante. Durée du travail quatorze heures et demie. Dès que la femme se réveilla elle fut prise de céphalée, de vomissements et d'amaurose complète. Les pupilles avaient conservé leurs réactions normales.

Après six heures de cécité, survint une crise d'éclampsie qui dura une minute et fut suivie d'une période de stupeur pendant dix minutes. Quand la femme revint à elle ; la vision était reparue. L'œdème disparut progressivement. L'albumine disparut au bout de treize jours. L'examen ophtalmoscopique ne montre aucune altération du fond d'œil.

Obs. 36. — Herringham. — 24 ans, I-pare, accouchée d'un garçon le 14 octobre. Bonne santé antérieure. Travail normal. Le 3 novembre : sa face recommença à enfler. Le 13 novembre : la vue se mit à faiblir. Le 17 : amaurose totale A 2 heures de l'après-midi : convulsions. Urine albumineuse, pas de cylindres. Le 21 : traces d'albumine et le 22 : albumine disparue. Fond d'œil normal. La vue revint progressivement.

Obs. 37. — Hecker. — 23 ans, I-pare, fut accouchée au forceps d'un enfant vivant après 5 crises d'éclampsie. Urine peu albumineuse, pas d'œdèmes. Une cécité complète survint sans lésions ophtalmoscopiques. Le quatrième jour après l'accouchement la femme put reconnaître les doigts et le dixième jour la vue était normale.

Obs. 38. — Woods. — 22 ans, eut 7 ou 8 convulsions à la fin de son premier accouchement. Après la deuxième crise la vue commença à baisser. Quand Woods la vit il n'y avait plus de perception lumineuse bien que le fond d'œil fut normal. La cécité dura dix jours puis disparut. Une hémiplégie cependant persista trois semaines.

Obs. 39. — Jardine. — 40 ans, XIV-pare, œdème des jambes quelques jours avant l'accouchement. Deux heures et demie après l'accouchement : céphalée frontale violente et diminution de la vision. Pupilles dilatées et égales, réagissant à la lumière. Urines albumineuses contenant du sang et des cylindres. Face bouffie ; œdème des membres. La nuit, crise d'éclampsie violente qui dura quatre minutes. Le 12 janvier : la femme pouvait voir des objets blancs. Pas de lésions ophtalmoscopiques. Le 14 janvier : urine normale. Le 20 janvier : traces d'albumine.

III. — Amauroses avec hémianopsie passagère.

Obs. 40. — Bauer. — *Amaurose sans crises d'éclampsie. Guérison.* — 30 ans, VIII-pare, avait déjà souffert il y a trois ans de céphalées accompagnées de vomissements. Aussitôt après l'accouchement qui se fit rapidement avec une assez grande perte de sang, survint une cécité qui, au cinquième jour, fit place à une hémianopsie droite. Pendant dix jours ; phénomènes cérébraux, céphalée violente, délire. A l'ophtalmoscope : veines dilatées et tortueuses ; œdème rétinien passager ; papille droite plus blanche que la gauche. Réactions pupillaires normales. Urines très albumineuses le lendemain de l'accouchement ; traces, trois jours après. La femme quitte l'hôpital, guérie, quatre semaines plus tard.

Obs. 41. — LORIN. — *Amaurose suivie d'atrophie optique.* — 35 ans, IV-pare, bien portante auparavant; quinze jours avant la naissance de son enfant remarque un scotome nuageux et une hémaniopsie gauche OG. Vision s'améliore après la naissance. Même phénomène peu avant le deuxième accouchement ; OG. vision presque disparue. Un peu avant le terme de la troisième grossesse, OD est pris à son tour. Examen, trois mois après donne OG V=Vq dans une faible partie de la moitié interne du champ visuel; OD V = doigts à 1 pied, limitation du champ au dehors. Papille blanche. A l'arrivée des règles la vision s'améliora à 1/3.

Vingt-huit mois après nouvelle grossesse. Urines albumineuses. V=2/5. La crainte d'une cécité fait conseiller l'avortement au troisième mois. La vision s'améliora à 1/2.

Obs. 42. — LEHMANN. — *Amaurose sans crise.* — B..., 27 ans, II-pare, pas d'antécédents, se plaint dans le dernier mois de sa grossesse de céphalée matinale qui se localise depuis quelques jours derrière la tête. Œdème des jambes depuis quatre semaines.

Le 4 *juin.* — Accouchement spontané d'un enfant vivant à midi. A minuit : remarque que sa vue se trouble et que regardant son mari elle ne voit que la moitié gauche de son visage. (*hémianopsie*).

Le 5 *juin* à midi. — Connaissance complète, léger œdème persiste aux extrémités Pouls : 84. Céphalée occipitale. Malade ne peut distinguer que le jour de la nuit. Réaction pupillaire normale à l'éclairage direct et à l'éclairage de l'autre œil. Fond normal.

Le 6 *juin.* — Encore un peu d'albumine. Céphalée disparue après un lavement ; depuis le matin reconnaît tout le monde, mais « personne n'a de nez ». Compte les doigts, lit les lettres ; il persiste un scotome central d'une pièce de 5 marcs (à environ un pied et demi de l'œil) Fonds et papilles normales.

8 *juin*. — Vue complètement revenue, champ visuel normal. Encore un peu d'albumine.

16 *juin*. — Urines normales ; fond normal.

Obs. 43. — Knapp. — *Amaurose. Hémianopsie passagère. Guérison*. — 27 ans, I-pare, amenée dans le coma. Accouchement forcé, dilatation du col sous chloroforme avec le dilatateur de Bossi ; version, extraction d'un garçon asphyxié et qui ne respire pas. 2.620 grammes, 51 centimètres.

Revenue à elle, la femme se plaignit de troubles visuels et vingt-quatre heures après l'accouchement on constata :

Pupilles étroites, égales, réagissant rapidement et non hémiopiques ; à l'examen du champ visuel avec la main, on constate la non perception des moitiés gauches du champ. Papilles pâles anémiées. Fond normal.

La vision revint le lendemain, malheureusement on ne chercha pas à ce moment le champ visuel.

IV. — Amaurose avec hémianopsie persistante.

Obs. 44. — Woods. — 37 ans, IV-pare, enceinte depuis 1 16 mars 1902. En juillet, céphalée et diminution de l'urine (29 onces par jour), pas d'albumine, 10 grammes d'urée seulement. La femme est mise au lait, l'urine augmente ainsi que l'urée (16-20 gr. par jour). Le 1er janvier 1903, accouchement spontané après huit heures de travail ; trois jours après, troubles visuels OD. Le lendemain, névralgie intense surtout de la moitié droite de la tête. Hémianopsie gauche presque complète. Fond d'œil normal. Hémianesthésie complète. Force musculaire diminuée à gauche. Traces d'albumine le treizième jour, pas de cylindres. Examen du sang, 4.240.000 globules rouges, 115.000 globules blancs ; 50 °/₀ d'hémoglobine.

Revue en mars 1908, même champs visuel, papille légèrement pâle. Vision centrale : 20/20.

Obs. 45. — Woods. — 33 ans, I-pare. Albumine depuis le sixième mois. Grossesse terminée artificiellement à la fin du neuvième mois après une seule convulsion. Guérison sans incidents, mais quatre jours après : troubles visuels et céphalée intense. Subitement la femme perdit la moitié gauche du champ visuel. Aucune lésion rétinienne. L'hémianopsie devint persistante.

L'urine variait de 40 à 64 onces avant la crise d'éclampsie, albumine : 0 gr. 50 à 1 gr. 50 ; urée : 7 à 10 grammes. Après la crise : 33 à 65 onces d'urine ; traces d'albumine ; 15 à 21 grammes d'urée par jour. En somme surtout diminution d'urée.

Obs. 46. — Pick. — 26 ans, III-pare. Deux grossesses normales. Au huitième mois de sa troisième grossesse, œdème ; et au neuvième mois, crampes soudaines des membres droits, sans trouble de connaissance. Accouchement provoqué. Albuminurie tomba de 20 grammes à 4 grammes, cylindrure, œdèmes diminuèrent, mais troubles visuels apparurent. Malade distinguait seulement le jour de la nuit, hémianopsie droite OG V = doigts à 50 centimètres; OD V = doigts à 10 centimètres. La plupart des troubles regressèrent et la malade sortit au bout de quinze jours ; elle revint plus tard à l'hôpital avec une néphrite chronique : hémiparésie droite, hémiopie homonyme. OD V = O. Légère rétinite albumunique bilatérale. A la suite d'une amaurose urémique, s'établit donc une hémiopie persistante.

Obs. 47. — Jocqs. — *Crises d'éclampsie : Cécité verbale.* — V..., 20 ans, I-pare, entre à l'Hôtel-Dieu dans le service d'Empis, le 25 novembre 1886. Vomissements fréquents depuis le début de sa grossesse (février 1886), soif intense, polyurie.

Le 25 *décembre.* — Au terme de sa grossesse, elle est prise d'une crise d'éclampsie qui la mène à l'hôpital. Deuxième crise assez rapprochée le matin ; elle accouche dans le coma d'un enfant mort. Albumine abondante. Nouvelle crise d'éclampsie le 26 au soir. Albumine existe toujours, mais en diminuant et accompagnée de sucre (2 gr. par litre). Albumine et sucre diminuent progressivement pour disparaître le 16 décembre.

Le 4 *décembre.* — Quand elle fut revenue de son hébétement, la malade demanda des renseignements sur ce qui s'était passé auparavant, car depuis qu'elle était sortie du coma, elle avait oublié les événements antérieurs de sa vie, elle n'aurait même pu dire son nom ni où elle était. Maintenant, dit-elle, je ne sais plus lire, c'est à peine si aujourd'hui je parviens à déchiffrer quelques mots du journal.

En effet, il y a hésitation pour reconnaître une lettre isolée et, pour lire un mot entier, elle est obligée d'épeler chaque syllabe comme si ce mot n'avait aucune signification pour elle. De même pour les chiffres. Quant à l'écriture, elle la lit, mais plus difficilement encore que l'imprimé.

A l'ophtalmoscope, aucune lésion. Légère diminution de l'acuité visuelle due à une parésie de l'accommodation.

Un mois après, la malade quitte l'hôpital : ni sucre, ni albumine, mais les troubles intellectuels n'ont pas encore disparu.

B. — Amaurose sans albuminurie.

Obs. 48. — Landesberg. — 31 ans, I-pare, eut de nombreu- malaises dans la première moitié de sa première grossesse. Après un arrêt, elle fut prise de vomissements et d'ictère. Trois jours après, alors que les vomissements s'amendaient, elle remarqua que sa vue s'affaiblissait et le lendemain, quand elle vit l'auteur elle ne pouvait distinguer le jour de la nuit : pupilles et fond d'œil normaux. Le soir même, elle put distinguer une lumière à 8 pieds et le lendemain la vision était normale.

Obs. 49. — Kraus. — Femme de 45 ans. VI-pare. Vers la fin de sa sixième grossesse elle se plaint de céphalée. Le 5 novembre : douleurs violentes de la joue et de la tête. Entre en travail ; vers 3 heures du matin, elle s'aperçoit qu'elle ne voit plus la lumière. Deux heures après: accouchement d'un garçon bien portant. Suites normales. A l'examen, trois heures après le début de l'amaurose : pupilles dilatées, ne réagissent pas à la .umière. Céphalée violente.

Le 7 *novembre.* — Pas d'albuminurie. A l'ophtalmoscope choroïde injectée, rétine normale.

Le 9 *novembre.* — La femme commence à reconnaître les personnes, les pupilles réagissent à la lumière. Mais la vision s'affaiblit à la tombée de la nuit.

Le lendemain la vision était revenue à la normale.

Obs. 50. — Eastlake. — 34 ans, IX-pare, 9 enfants à terme, jouit d'une bonne santé. Le deuxième ou troisième jour après la naissance de son deuxième enfant et à tous les accouchements suivants, elle devint soudainement plus ou moins inconsciente et totalement aveugle des deux yeux. Quand la femme fut vue par l'auteur, trois jours après son dernier accouchement, elle ne pouvait distinguer le jour de la nuit. Pas d'albuminurie. Le fond d'œil était normal, sauf un léger rétrécissement des artères rétiniennes. Un traitement tonique améliora considérablement la vision.

Obs. 51. — Reuling. — 30 ans. Fut prise une semaine après son accouchement d'une violente douleur dans les yeux, suivie, deux semaines plus tard, d'une diminution de la vision. La malade ne pouvait reconnaître les mouvements de la main. En six jours la vue s'améliore jusqu'à complète guérison. Pas de lésions ophtalmoscopiques. *Pas d'albumine* dans l'urine.

CHAPITRE III

Rétinite albuminurique.

La rétinite albuminurique, pendant la grossesse, peut s'observer chez trois catégories de femmes différentes :

1° Chez des femmes enceintes qui n'ont aucun antécédent rénal, et qui présentent en plus de leurs troubles oculaires, un ou plusieurs symptômes de la toxémie gravidique, tels que nous les avons décrits. C'est la forme la plus fréquente ; la rétinite albuminurique proprement dite ;

2° Chez des femmes enceintes qui, à la suite d'une infection (scarlatine, diphtérie, typhoïde syphilis) ou d'un refroidissement font à l'occasion de leur grossesse une néphrite aiguë ;

3° Enfin chez des femmes enceintes atteintes depuis plusieurs années d'une néphrite chronique.

Dans ces deux derniers cas la grossesse n'est plus la cause, mais une complication de la lésion rénale.

I. — RÉTINITE ALBUMINURIQUE GRAVIDIQUE PROPREMENT DITE

D'après les classiques et les auteurs qui se sont particulièrement occupés de la question (Axenfeld, Silex) on trouverait cette rétinite surtout chez les primipares dans la deuxième moitié de la gravidité, quelquefois vers la fin de cette dernière, rarement pendant la suite de couches.

Notre statistique montre que les multipares sont plus fréquemment atteintes que les primipares, puisque sur 119 observations dans lesquelles ce point particulier est noté, nous trouvons 51 primipares (46 °/₀), et 68 multipares, dont 32 ayant eu 5 enfants ou davantage (54 °/₀).

Au point de vue du mois d'apparition des troubles oculaires, nous voyons que la rétinite survient rarement avant le sixième mois (21 °/₀); qu'elle apparaît surtout pendant le sixième et septième mois (38 °/₀ des cas); et également pendant les deux derniers (33 °/₀). On a même signalé des cas de rétinite *post partum* (8 °/₀).

La rétinite albuminurique gravidique est moins fréquente que la même rétinite pour d'autres causes. Sur 30 cas de rétinite albuminurique, Voelkers a signalé 2 cas de rétinite gravidique et Thompson en rapporte 4 cas.

La rétinite albuminurique est en somme une affection rare chez la femme enceinte. Sur 11.216 femmes accouchées à la Maternité de Lariboisière, nous relevons 134 albuminuriques, et parmi ces 134 albuminuriques, nous ne notons que 5 rétinites. Mais 2 de ces rétinites ne sont pas purement gravidiques et relèvent d'une néphrite aiguë au cours de la grossesse. Les 3 rétinites purement gravidiques observées sur 11.216 parturientes forment donc une proportion de 1 rétinite pour 3.700 femmes enceintes, et 1 rétinite pour 45 femmes albuminuriques.

Silex avait d'ailleurs constaté un chiffre analogue (1 cas pour 3.000 femmes); Polte donne un chiffre supérieur, sur 200 femmes dont 18 avaient de l'albumine et 6 des accès éclamptiques, il trouve deux fois des lésions de rétinite albuminurique et deux fois une atrophie optique coïncidant avec une néphrite interstitielle. EUTENAUER en dix ans ne relève que 4 cas de rétinite albuminurique à la Clinique de Giessen.

Cette rétinite albuminurique peut s'observer isolément ou bien s'accompagner d'amaurose surajoutée. Nous trouvons l'amaurose signalée dans 14 cas sur 152 rétinites, soit une proportion de 9 °/₀. Nous avons déjà vu que ces deux variétés de troubles oculaires existent chacun pour leur propre compte, l'amaurose plus fugitive laissant la place à la rétinite plus lente à disparaître.

La rétinite fait ordinairement son apparition alors que les signes d'intoxication gravidique existent déjà depuis quelque temps. L'éclampsie fait souvent partie du cortège symptomatique, puisque nous la trouvons signalée dans 32 cas (24 °/₀).

Ainsi que nous l'avons fait remarquer, l'albuminurie accompagne fréquemment mais non constamment, la rétinite dite albuminurique. Nous avons pu recueillir 7 observations (obs. 171 à 177), dans lesquelles le tableau ophtalmoscopique de la rétinite albuminurique typique existait chez des femmes présentant bien des signes d'intoxication gravidique (nausées céphalée) ; mais l'examen des urines le plus minutieux ne permit pas de déceler la moindre trace d'albumine.

WOODS, DE SCHWEINITZ ont d'ailleurs attiré l'attention sur cette forme de rétinite analogue à la rétinite albuminurique sans albumine. Nous y reviendrons au diagnostic.

Quelquefois d'ailleurs l'albumine fait son apparition après la rétinite, et nous rapportons quelques observations de *rétinite préalbuminurique.*

Anatomie pathologique. — Nous insisterons peu sur l'anatomie pathologique de la rétinite albuminurique gravidique, dont les lésions sont en somme peu différentes de celles des autres variétés de rétinite albuminurique.

D'une façon générale, les couches externes de la rétine ne

présentent que des lésions inconstantes et toujours secondaires.

Plus importantes sont les lésions des couches internes. La couche des fibres nerveuses est ordinairement distendue par l'œdème ; les fibres optiques sont parfois gonflées, présentant des dilatations ampullaires ou variqueuses (Schweigger). Les cellules ganglionnaires sont souvent en état de gonflement et de dégénérescence commençante (Alt, Weeks, Ewetzky). Au niveau des couches granuleuses, on constate de grands espaces lacunaires par dissociation des fibres de Muller. Ces espaces parfois énormes qui donnent à la rétine un aspect grillagé caractéristique contiennent des masses amorphes et irrégulières. Ces masses ont tantôt un aspect fibrillaire, tantôt hyalin ou finement granuleux. On y rencontre fréquemment des cellules granulo-graisseuses que Nuel et Ammann considèrent comme des phagocytes, Horsley comme des macrophages spéciaux.

Rochon-Duvigneaud estime au contraire que ces blocs d'apparence plus ou moins hyaline, qui constituent les taches blanches, résultent d'une transformation de la fibrine épanchée dans l'épaisseur de la membrane nerveuse. Au début, ces taches blanches sont larges et quelquefois diffuses ; puis si la guérison survient comme dans la rétinite gravidique, on voit les placards se rétrécir, se pigmenter, se résoudre en grains nets et brillants, dessinant l'étoile périmaculaire. Ces grains brillants, désignés comme représentant une « dégénérescence graisseuse ou blanche » de la rétine peuvent persister des années sans grandes modifications et, sauf quand ils siègent dans la région maculaire, ils n'altérent que peu les fonctions rétiniennes. Pour Rochon-Duvigneaud ces grains ne sont que de la fibrine transformée infiltrant la rétine par places.

Les hémorragies occupent la couche des fibres optiques et

fusent parfois dans la couche granuleuse, ou bien entre la couche des bâtonnets et l'épithélium pigmentaire. Plus tard, ces hémorragies font place à des masses granuleuses où la forme des hématies devient méconnaissable.

Les lésions essentielles de la rétinite néphritique consistent donc, comme l'a démontré Rochon-Duvigneaud, en une *infiltration* de la rétine par des éléments de sang (globules, fibrine) et non dans une *dégénérescence* de la membrane rétinienne. Cette notion cadre bien avec la guérison anatomique et fonctionnelle de la rétinite gravidique puisque des résorptions suffisent, sans qu'une réparation des tissus dégénérés soit nécessaire : cela concorde aussi, nous le verrons, avec la théorie toxique de la rétinite gravidique, et cela va à l'encontre de la théorie allemande, d'après laquelle la rétinite est fonction d'une sclérose vasculaire qui ne pourrait déterminer que des dégénérescences définitives.

Le nerf optique ne présente jamais d'altération dans sa portion intrabulbaire ; mais son extrémité interne est souvent le siège d'une papillite qui peut être aussi accusée que la papillite des tumeurs cérébrales. Ce gonflement péripapillaire peut se compliquer d'un exsudat situé sous la limitante interne ou bien entre la couche des bâtonnets et l'épithélium pigmentaire (Alt, Nordenson). Ce décollement rétinien plus ou moins marqué siège le plus habituellement dans la région maculaire (Alt, Nuel).

Les altérations vasculaires, sclérose des parois, dégénérescence de la tunique interne, ont été signalées par les auteurs allemands avec une intensité plus ou moins grande au niveau des gros vaisseaux (artères et veines centrales) comme au niveau des plus petites artérioles rétiniennes et choroïdiennes. Mathis a cependant toujours constaté l'intégrité des vaisseaux centraux du nerf optique.

La choroïde présente des altérations vasculaires de même ordre (Muller, duc Charles-Théodore).

Pathogénie. — Plus discutée est la pathogénie de la rétinite albuminurique gravidique. Les auteurs allemands (Michel, le duc Charles-Théodore, Ewetzky) semblent faire jouer aux altérations vasculaires un rôle capital : toutes les autres lésions leur seraient subordonnées.

Cette théorie déjà trop exclusive dans les cas de rétinite albuminurique brightique ne peut se soutenir dans les cas de rétinite albuminurique gravidique. Si la lésion vasculaire était le seul facteur en jeu, on ne s'expliquerait point pourquoi la rétinite albuminurique a des caractères si spéciaux, si distincts des autres formes de rétinite hémorragique survenant chez des artérioscléreux (foyers de dégénérescence spontanée, étoile maculaire, œdème) ; on ne s'explique pas non plus les faits de guérison si fréquente que l'on observe dans la rétinite albuminurique gravidique et ceux qui surviennent même chez des malades atteints de néphrite interstitielle (Rochon-Duvigneaud et Monthus).

Aussi ces auteurs sont-ils d'avis qu'un autre facteur doit intervenir : la rétention, dans l'organisme, de produits toxiques indéterminés.

L'*urémie chronique*, invoquée par Magnus dans la rétinite brightique, ne peut ici être soutenue. La *déperdition d'albumine* paraît également insuffisante ; car la rétinite peut être pré-albuminurique, elle peut coïncider avec une albuminurie minime et transitoire, elle peut manquer dans les cas d'albuminurie massive.

La question a fait récemment un pas nouveau avec Widal, Morax et Weill. Parmi les substances qui peuvent être retenues par l'organisme au cours des néphrites, deux surtout ont été bien étudiées, le chlorure de sodium et l'urée. Widal et

JAVAL ont montré l'importance du dosage de l'urée dans le sérum sanguin pour établir le pronostic de l'urémie : la mort étant à craindre quand le taux de l'urée s'élève au-dessus de 2 grammes par litre. Or, les recherches de WIDAL, MORAX et WEILL, portant sur 17 cas de rétinites, ont montré la constance de la rétention azotée. Ils pensent donc que la rétinite dite albuminurique est en réalité, au moins dans la grande majorité des cas, une rétinite azotémique avec le sérieux pronostic de l'azotémie. Cette rétinite est donc à opposer à l'amaurose simple due à la rétention chlorurée (WIDAL et VAUCHER).

Ces recherches avaient porté sur des rétinites non gravidiques. WEILL et WILHELM ont également constaté une azotémie marquée chez une primipare atteinte de rétinite. Il s'agissait, il est vrai, d'une malade ayant déjà présenté des signes de néphrite dans son enfance, et réveillés au début de sa grossesse (obs. 213).

L'azotémie n'a pas encore été signalée au cours d'une rétinite gravidique pure ; mais tout porte à croire qu'elle doit également s'y rencontrer.

Quoi qu'il en soit, au point de vue pathogénique, les signes du début de la rétinite sont constitués par les exsudats séro-albumineux dans la couche intergranuleuse et amènent l'œdème, avec ou sans hémorragie des fibres optiques. Les hémorragies sont d'ailleurs inconstantes et font même souvent défaut dans la rétinite albuminurique gravidique ; elles peuvent, quand elles existent, résulter d'une altération vasculaire ou d'une simple transsudation à travers les vaisseaux. Plus tard des altérations peuvent se développer, mais secondairement aux lésions précédentes.

Nous pouvons considérer dans la rétinite albuminurique gravidique deux variétés :

1° Une rétinite gravidique pure dans laquelle domine l'influence de la toxémie gravidique, disparaissant en totalité ou en partie une fois l'intoxication gravidique elle-même disparue, c'est-à-dire après l'accouchement; elle est capable cependant de laisser des lésions persistantes par altération des cellules ganglionnaires entraînant par exemple une atrophie optique, comme nous en signalons plusieurs cas ;

2° Une rétinite albuminurique compliquée, dans laquelle à la toxémie gravidique vient se surajouter un élément rénal préexistant, avec des lésions vasculaires plus importantes, lésions qui entraînent par elles-mêmes un pronostic plus grave : celui de la rétinite brightique en général.

Signes objectifs. — Les signes ophtalmoscopiques qui caractérisent la rétinite albuminurique gravidique diffèrent peu de ceux de la rétinite brightique; souvent même on ne trouve pas de différence.

L'affection est généralement bilatérale ; nous ne trouvons signalé qu'un cas de rétinite unilatérale (JACK).

Trois variétés de lésions s'observent habituellement : de l'œdème papillaire et rétinien, des hémorragies rétiniennes et des exsudats blanchâtres.

1° La *papille* présente surtout au niveau de ses bords un trouble gris-rougeâtre qui en estompe les contours et la fait paraître saillante. Ce trouble œdémateux diffus ne reste pas localisé à la région papillaire ; il empiète sur les régions avoisinantes sur une étendue de 2 à 3 diamètres et peut, du côté temporal, envahir la macula. Les vaisseaux qui traversent cette région disparaissent par places, sont voilés et indistincts dans le reste de leur parcours ; les artères surtout plus pâles, plus étroites sont à peine visibles ; les veines au contraire dilatées, gonflées et tortueuses détachent mieux grâce à leur teinte rouge sombre.

2° Les *hémorragies rétiniennes* s'observent surtout autour

de la papille. Elles se présentent sous la forme de taches rouges, allongées ou striées en flammèches, de direction radiaire, de dimensions peu considérables. Loin de la papille, les hémorragies peuvent se disséminer le long de certains vaisseaux, des veines plutôt que des artères ; elles affectent le type de petits pointillés rouges ou au contraire de plaques plus volumineuses. Galezowski dit que l'hémorragie fait souvent défaut dans la rétinite albuminurique gravidique. Nous l'avons cependant observée dans tous nos cas.

3° Les *exsudats blanchâtres* de la rétinite sont groupés autour de deux foyers principaux, la papille et la macula. Les taches blanches péripapillaires sont tantôt isolées, tantôt disséminées sur une grande étendue dépassant les limites de l'œdème ; tantôt enfin, elles arrivent par leur confluence à former de larges placards d'un blanc mat ou légèrement jaunâtre qui peuvent rester isolés ou au contraire entourer la papille à la manière d'une ceinture. La papille n'est alors plus reconnaissable que grâce à l'émergence de ses vaisseaux. Quand les exsudats blanchâtres sont encore de petit volume, on peut suivre à l'ophtalmoscope les phases de leur développement. C'est tout d'abord une tache rosée plus claire que le fond rouge de la rétine ; puis au bout de trois ou quatre jours, la tache rosée est devenue d'un blanc laiteux. Elle augmente de volume, s'étend également en profondeur dans le tissu rétinien, car elle siège souvent en arrière des vaisseaux. Une fois son acmé atteint, elle s'efface graduellement en laissant après elle une tache jaunâtre. Cette phase coïncide ordinairement avec la disparition de l'albuminurie et avec l'accouchement de la malade.

Le foyer maculaire est constitué, quand il existe, par une série de petites taches blanches plus brillantes que les précédentes, parfois même nacrées, se disposant en rayons convergents vers le foyer. Il en résulte la formation d'une figure étoilée : la *macula stellaire* que Liebreich considère comme un des symptômes les plus caractéristiques de la rétinite albuminurique. Malheureusement, cette figure stellaire typique est relativement rare. Wadsworth ne l'a vue que 2 fois sur 90 cas. Elle faisait défaut dans toutes nos observations.

Mais si ces taches maculaires sont souvent incomplètes dans leur développement, elles sont remarquables par leur fixité. Tandis que les exsudats blanchâtres péripapillaires se résorbent rapidement quinze jours à trois semaines après l'accouchement, les taches maculaires peuvent persister plusieurs semaines, plusieurs mois, plusieurs années sans changement appréciable. Nous en avons observé dans un cas de très nettes quatre ans après le début de la rétinite. Galezowski pense même qu'on peut se baser sur leur existence pour faire un diagnostic rétrospectif de rétinite albuminurique gravidique.

Ces trois variétés de lésions : œdèmes, hémorragies et taches blanches s'observent ensemble dans les formes les plus typiques. Mais il ne faudrait pas croire que leur présence simultanée soit indispensable pour affirmer le diagnostic de rétinite albuminurique. Une seule de ces lésions suffit.

On peut avec Dufour et Gonin classer sous 3 chefs les formes principales de rétinite albuminurique :

1° Œdème et congestion papillaire sans hémorragies ni taches blanches ; forme peu fréquente sauf au début ;

2° Hémorragies rétiniennes sans taches blanches ; un peu plus fréquente que la précédente ;

3° Hémorragies avec taches blanches ; forme habituelle, mais toutes les variétés sont possibles, quant au nombre, à la forme, au siège des foyers.

Les vaisseaux rétiniens présentent fréquemment des déformations perceptibles à l'ophtalmoscope. Les artères sont généralement étroites, souvent sinueuses, surtout dans la forme hémorragique. GUNN et SILEX ont décrit une augmentation de largeur et d'intensité du reflet central des artères qui ressemblent à des fils de cuivre ou d'argent poli (GUNN). Mais ce n'est pas un signe pathognomonique de la rétinite albuminurique, car ces phénomènes s'observent aussi dans la syphilis et dans l'artério-sclérose.

Les lésions rétiniennes sont parfois masquées par des troubles nuageux du vitré (DE GRAEFE, MAGNUS) surtout à une période avancée de la maladie (4,5 °/₀).

D'autres fois, ce sont des lésions choroïdiennes qui attirent l'attention sous forme de foyers grisâtres de chorio-rétinite. Ces lésions choroïdiennes s'observent longtemps après le début de la maladie; ce peuvent être, en certains points, des taches blanchâtres, décolorées, atrophiques, tandis qu'en d'autres, apparaissent des noyaux de pigmentation noirâtre (5,2 °/₀).

Il peut en résulter un aspect ophtalmoscopique analogue à celui de la rétinite tigrée (MAGNUS).

Quand ces dépôts noirâtres de pigments s'éloignent de la papille et fusent vers la périphérie, on conçoit que le diagnostic soit difficile avec une choroïdite syphilitique.

Les réactions pupillaires ne sont jamais altérées.

Signes subjectifs. — Les troubles visuels ne sont pas en rapport avec les altérations du fond de l'œil. Ici, ce n'est pas une question de quantité qui intervient, c'est une question de siège. Une petite tache maculaire attirera l'attention de la malade bien plus qu'un œdème prononcé de la rétine ou des hémorragies abondantes au voisinage du nerf optique.

L'affaiblissement visuel est progressif ou se fait par étapes. La cécité n'est jamais brutale comme dans l'amaurose ; et si, au cours d'une rétinite albuminurique, la cécité devient complète et subite, il faut chercher autre chose et expliquer par une amaurose transitoire cette perte de la vision qui est d'ailleurs toujours d'assez courte durée. Quelquefois, c'est assez brusquement que les malades s'aperçoivent de leurs troubles visuels : il leur est impossible de lire, de reconnaître les personnes. Il s'agit là vraisemblablement d'une lésion maculaire qui, même minime, peut faire baisser l'acuité centrale rapidement à 1/10 et au-dessous. D'autres fois, c'est l'impression de lacunes dans le champ visuel. Les scotomes centraux ou paracentraux ne sont pas rares dans la rétinite albuminurique gravidique. Nous les avons observés 9 fois sur 154 cas. Ils peuvent même persister assez longtemps et même d'une façon définitive. Chez une malade de 23 ans que nous avons examinée quatre ans après le début de sa rétinite, il existait des scotomes paracentraux qui gênaient assez la malade pour l'empêcher de reprendre son travail.

Les troubles pour les *couleurs* font ordinairement défaut (Silex). Nous avons cependant observé chez 3 malades des troubles de la vision périphérique pour les couleurs, alors que la vision centrale était conservée. Panas signale également chez une malade une achromatopsie totale pour toutes les couleurs y compris le bleu ; seul, le violet était perçu et d'une façon telle que la femme était éblouie, et qu'elle se refusait à la regarder. Yamaguchi rapporte le cas d'une primipare de 21 ans qui présenta de la xanthopsie comme unique trouble au huitième mois de sa grossesse. Sa rétine était œdémateuse, mais ne montrant ni hémorragie ni exsudats. Cette xanthopsie disparut après la provocation de l'accouchement.

Complications. — Le tableau clinique et ophtalmoscopique peut être modifié par l'apparition de complications qui ne sont souvent que le stade terminal de l'évolution des lésions optiques et rétiniennes.

L'atrophie du nerf optique, caractérisée par la décoloration plus ou moins complète de la papille, et par une diminution de l'acuité pouvant aller jusqu'à la cécité, s'observe assez fréquemment comme phase terminale de la neuro-rétinite albuminurique gravidique. Nous la notons dans 13 °/₀ des cas. Chez 4 malades de FOERSTER, dont 3 avaient eu des crises d'éclampsie, la vision s'améliora cependant, malgré l'aspect atrophique de la papille, mais non pas jusqu'à la normale ; il persista quelques scotomes dans le champ visuel. Une atrophie optique peut aussi être la conséquence d'une obstruction des artères de la rétine, accident survenant au cours de la rétinite albuminurique gravidique et qui prête à celle-ci le tableau de l'*embolie de l'artère centrale de la rétine* (VOELKERS, SCHMIDT-RIMPLER). MEYER rapporte un cas où le diagnostic pouvait se poser. Mais les lésions étant bilatérales, l'auteur leur attribue plutôt une nature endartéritique, la disparition plus ou moins complète de la lumière vasculaire expliquant la presque cécité de la malade même après le retrait des manifestations rétiniennes.

Les *hémorragies du vitré* peuvent également compliquer la rétinite et leur pronostic est particulièrement grave. SILEX en a observé 2 cas, une femme reste aveugle des deux yeux ; chez l'autre, la cécité fut unilatérale.

Quant au *glaucome* à la *cataracte* et à l'*iritis*, ce sont des complications exceptionnelles de la rétinite.

L'atrophie de la choroïde et de la rétine consécutive à une rétinite albuminurique est moins fréquemment signalée. Nous l'avons observée chez une malade (obs. 54) et nous la trouvons notée dans 6 cas.

Mais parmi les complications de la rétinite albuminurique gravidique, une des plus fréquentes, sans contredit, c'est le DÉCOLLEMENT DE LA RÉTINE. Sur 157 cas de rétinite gravidique

que nous avons rassemblés, nous trouvons 29 décollements dont un cas personnel (17 °/₀). Cette complication survient à tout âge : parmi les cas que nous rapportons, la plus jeune des malades avait 19 ans, la plus âgée 41. C'est habituellement dans la deuxième moitié de la première grossesse qu'on la trouve. Nous la trouvons signalée 14 fois chez la I-pare, 1 fois chez une II-pare, et 5 fois chez des multipares. Une malade était au troisième mois, deux malades étaient au cinquième mois de leur grossesse, 4 au sixième mois, 3 au septième mois, 12 au huitième-neuvième mois.

Le décollement peut survenir d'une façon rapide et même soudaine. Certains facteurs semblent influer sur sa production : c'est ainsi que le mécanisme de l'effort sous une forme quelconque (crise d'éclampsie, douleurs subintrantes, accouchement) en augmentant la tension oculaire, peut être invoqué dans l'apparition du décollement. Dans 2 observations même on ne signale pas de rétinite, le décollement bilatéral est survenu dans un cas (ADAMUCK) à la suite d'une sévère crise d'éclampsie. Dans un autre cas (HANN et KNAGGS) la femme était en travail depuis vingt-quatre heures avec douleurs très rapprochées ; après l'accouchement très rapidement terminé au forceps, on constate un décollement bilatéral. Il semble que chez ces deux albuminuriques, l'effort seul, sans rétinite antérieure, ait suffi à provoquer l'œdème sous-rétinien. Quelquefois cependant, certains décollements sont précédés de signes prodromiques, apparition de mouches et de filaments noirâtres, d'étincelles, de flammes (photopsie) et aussi de déformations d'images (métamorphopsie). Au bout d'un temps variable, ces flammes passagères font place à un rideau noir ou verdâtre qui envahit brusquement un des secteurs du champ visuel.

La vision est dans tous les cas réduite à la perception des

objets à 0 m. 50-1 mètre, ou à la perception lumineuse. Elle peut être complètement éteinte si le décollement est total ou s'il s'y ajoute un élément amaurotique.

Le décollement est le plus souvent bilatéral (18 fois sur 25). Dans 3 cas seulement, il s'agissait d'un décollement étendu à toute la rétine; dans tous les autres cas le décollement était partiel ; 15 fois, il siégeait dans le 1/3 ou le 1/2 inférieur de la rétine, une fois dans la partie supérieure, une fois sur le côté temporal de la papille ; enfin chez une malade le décollement bilatéral occupait la région maculaire.

Aspect ophtalmoscopique. — Vue à l'image renversée, la partie décollée de la rétine est surtout reconnaissable à l'aspect de ses vaisseaux qui paraissent coudés et même parfois interrompus au point où la rétine quitte le fond normal de l'œil. Ces vaisseaux, artères et veines, prennent une coloration plus foncée et sont moins faciles à distinguer les uns des autres dans les régions décollées. Celles-ci formant une succession d'étages de relief variable, donnent lieu au phénomène connu sous le nom de déplacement parallactique à chaque mouvement latéral de la lentille. Chaque pli rétinien devient l'occasion d'une courbe plus marquée des vaisseaux. La rétine décollée offre un reflet grisâtre ; elle est même nettement blanchâtre au niveau de la crête des replis, et tranche sur la teinte plus mate des parties intermédiaires.

Dans les cas de décollement par rétinite albuminurique, la rétine est ordinairement moins trouble que dans les cas de décollement spontané ; en outre les déchirures de la rétine, importantes au point de vue du pronostic, font toujours défaut.

Le recollement de la rétine est l'issue ordinaire, quand la cause qui produit la rétinite a disparu. Au bout d'un temps variable, huit jours (Brecht) à trois mois (Cirincione), quinze jours en moyenne (Flemming, Helbron, Lutz, Southey, Ber-

NARD) la rétine est complètement recollée. Mais il est ordinairement possible de reconnaître à l'ophtalmoscope le siège de l'ancien décollement. La portion recollée de la rétine se distingue de la partie normale par une coloration plus pâle surtout au niveau de la ligne de démarcation que décèle également un fin liseré blanchâtre ou une succession de taches pigmentaires. Le plus souvent, on constate au siège de l'ancien décollement une pigmentation irrégulière, des foyers noirâtres de forme variée qui rappellent le fond marbré de certaines chorio-rétinites ; et ce n'est que la stricte limitation de ces taches pigmentaires en tel secteur ou telle moitié de la rétine qui, en l'absence de commémoratifs, peuvent permettre le diagnostic différentiel avec les chorio-rétinites. Cependant, il faut noter que dans certains cas même ces légères marbrures font défaut (BERNARD).

Mais s'il est vrai que la rétine ait une grande tendance à reprendre rapidement sa place, il s'en faut que l'acuité visuelle revienne toujours à son état antérieur. Sur 25 cas où l'acuité visuelle est notée, 6 seulement ont recouvré une vision normale (CIRINCIONE, AHLSTROEM, SOUTHEY, SCHREIBER, HELBRON, BERNARD) ; dans le cas de HOLMES, l'œil gauche seul était revenu à la normale. Dans les autres cas, l'acuité varie entre 1/3 et 1/6 et même 1/13 (HOLMES). La malade de HIMMELHEBER demeura complètement aveugle. Celle de LOTZ également ; il est vrai d'ajouter qu'une forte myopie compliquait sa rétinite. On le voit, ces résultats sont loin d'être particulièrement brillants : la cause en est dans les lésions secondaires de la rétinite : pigmentation si fréquemment notée dans les observations (WADSWORTH, AHLSTRŒM, BRECHT, FLEMMING, HANN et KNAGGS, HELBRON, HERTER et SCHWEIGGER, HOLMES, LUTZ, SILEX) et atrophie optique (BRECHT, SILEX, SOUTHEY, HIMMELHEBER). Quant au pronostic pour la vie, il est ordinairement bon.

Nous devons cependant signaler 3 cas de mort : ceux de MONTHUS, de SCHERENBERG et le nôtre. Dans le cas de CIRINCIONE, la malade guérit, mais à la grossesse suivante, un œdème survint au cinquième mois, et la malade mourut d'œdème aigu du poumon.

Reconnaître la cause du décollement est ordinairement chose facile, quand on a fait le diagnostic de rétinite chez une femme enceinte albuminurique. On cherchera cependant si la myopie forte n'est pas en cause, comme dans les cas observés par GALEZOWSKI chez des femmes enceintes.

On éliminera aussi les cas de décollement dus à une tumeur sous-jacente. L'absence de flottement habituel dans les cas de décollement par rétinite albuminurique peuvent quelquefois en imposer pour une tuméfaction néoplasique (cas de HELBRON). On signale même le cas d'un œil qui fut énucléé pour sarcome, alors qu'il ne s'agissait que d'un décollement rétinien dû à une rétinite albuminurique non gravidique cette fois.

SCHOELER signale le cas d'une femme non albuminurique qui pendant sa grossesse présenta un décollement de la rétine ; après ponction sclérale, la rétine reprit sa place. L'accouchement survint quelque temps après et au bout de plusieurs mois, on ne constatait plus le moindre décollement. Ce qu'il y a de particulièrement intéressant dans cette observation, c'est que la sœur de la malade fut également atteinte de décollement pendant sa grossesse , mais l'issue fut moins favorable ; la malade resta aveugle. Il est assez difficile d'interpréter ce cas, aucune rétinite albuminurique n'ayant été décelée. L'hypertension gravidique est-elle en cause dans ces deux cas familiaux ? C'est une hypothèse soutenable, mais douteuse.

Pathogénie. — Comme l'ont montré les travaux d'ARLT et

de DE GRAEFE (*exsudations-theorie*), la cause du décollement réside dans une exsudation visqueuse, jaunâtre qui s'accumule entre la rétine et la choroïde. Comme l'épithélium pigmentaire de la rétine reste adhérent à la choroïde, l'épanchement n'est pas sous-rétinien, mais bien intra-rétinien. NORDENSON a rencontré dans certains cas de rétinite albuminurique avec décollement une dégénérescence fibrillaire du corps vitré. Il lui attribue un rôle dans la pathogénie du décollement ; mais des examens de YAMASCHITA, de UHTHOFF, et de Me GOURFEIN-WELT, il n'en résulte pas moins que le mécanisme ordinaire de l'affection se borne au soulèvement de la rétine par l'exsudat. Cette théorie est d'ailleurs d'accord avec la clinique; car dans certains cas la transsudation séreuse n'est pas limitée à l'espace intra-rétinien. La conjonctive bulbaire peut également être soulevée, donnant naissance à un chémosis assez accentué (cas de BRECHT, SCHEREMBERG, WILSON et HIRD).

Les lésions anatomiques des yeux ayant présenté un décollement rétinien, sont assez rarement observées. Il n'existe dans la littérature que quelques cas publiés d'examens de rétine décollée au cours d'une rétinite albuminurique, non gravidique il est vrai (AXENFELD, YAMASCHITA, HEINE, UHTHOFF). Dans les cas d'UHTHOFF, tantôt le recollement avait été suivi de la disparition pure et simple de l'exsudat sous-rétinien, tantôt, il existait une mince couche exsudative organisée reliant la choroïde à la rétine : les cônes et bâtonnets étaient alors disparus. La couche pigmentaire de la choroïde était normale et il n'existait aucune déchirure. Dans les cas de AXENFELD-YAMASCHITA, il y avait également destruction assez étendue des cellules nerveuses rétiniennes dans la région du décollement.

En ce qui concerne le décollement rétinien au cours de la rétinite albuminurique gravidique, 3 observations avec examen anatomique sont seules rapportées : celles de SCHEREMBERG, de BERNARD et d'ADAMUCK. La malade de SCHEREMBERG, qui succomba à la toxémie gravidique présentait des altérations vasculaires surtout très accentuées au niveau de la choroïde, moins nettes dans la rétine et expliquant le décollement. Ces altérations vasculaires rappelaient assez bien celles qui sont décrites dans le mal de BRIGHT : nombreux vaisseaux thrombosés avec parois épaissies et offrant çà et là des lésions de dégénérescence hyaline. Le corps ciliaire et l'iris montrent les mêmes altérations. Pas de déchirure de la rétine, pas de lésion du vitré. La malade de BERNARD, mourut accidentellement un an après son décollement complètement guéri. Il n'existe aucune lésion du corps ciliaire, de la choroïde ; l'épithélium pigmentaire ne montre aucune déchirure ; BERNARD est muet sur les lésions vasculaires. La rétine est normale, on ne trouve que quelques hémorragies toutes récentes ayant précédé de peu la mort. Nulle part, on ne constate cet exsudat organisé entre la choroïde et la rétine.

Dans le cas d'ADAMUCK, on trouva un exsudat coagulé dans tout l'espace sous-rétinien ; un œdème très accusé de la rétine surtout prononcé dans la couche des cônes et des bâtonnets et dans celle des fibres nerveuses. La choroïde était épaissie et œdématiée : les vaisseaux choroïdiens étaient très altérés : par contre ceux de la rétine étaient normaux. ADAMUCK attribue ce décollement à l'exsudat venu de la choroïde.

Diagnostic. — Reconnaître la rétinite albuminurique gravidique est généralement facile, l'examen ophtalmoscopique et l'analyse des urines permettant d'établir le rapport qui existe entre les lésions oculaires et l'albuminurie.

Mais quand l'albumine fait défaut (rétinite préalbuminurique, ou rétinite sans albumine) le diagnostic devient très délicat. On se basera surtout sur l'existence des signes d'intoxication gravidique qui manquent rarement (céphalée, nausées, vomissements, etc.).

Les auteurs américains, en particulier, insistent en cas de rétinite albuminurique sur l'analogie du tableau ophtalmoscopique de cette affection avec celui de certaines autres. Woods a vu une jeune fille *chlorotique* avec troubles menstruels présenter des lésions oculaires analogues sans albumine.

James Bordley dans les cas de *tumeurs cérébrales* observés à Hopkins-Hospital a vu 16 fois sur 50, outre la stase papillaire, des taches rétiniennes qu'on eût pris pour une rétinite albuminurique. Les urines étaient normales et le diagnostic de tumeur cérébrale fut confirmé à l'autopsie ou à l'intervention.

Dans certains cas le diagnostic de rétinite albuminurique sans albumine avait été posé pendant la grossesse. L'évolution ultérieure de certains symptômes permit de rapporter les lésions rétiniennes à leur véritable cause : la *syphilis* jusque-là méconnue de la malade et de son médecin (Morax).

Mais parfois le diagnostic est plus difficile. Par exemple chez une femme enceinte présentant de l'albumine, une chorio-rétinite syphilitique peut être étiquetée rétinite albuminurique. C'est l'examen ophtalmoscopique attentif, seul, qui fera le diagnostic en montrant ordinairement l'existence de taches pigmentaires surtout périphériques, à côté de taches blanches ou jaunâtres, atrophiques ou exsudatives et en général l'absence ou le petit nombre des hémorragies.

Nous avons eu l'occasion d'observer dans le service du Dr Morax un de ces cas embarrassants. Les antécédents et l'examen clinique isolés permettaient de conclure à une rétinite albuminurique.

Il s'agissait d'une femme de 26 ans (Dr... Anna) septième enfant parmi 9 encore vivants. Aucun antécédent héréditaire à signaler. A eu la rougeole étant jeune. Depuis plusieurs années elle se plaint de céphalée, de vomissements ; elle souffre d'une laryngite depuis un an et a beaucoup maigri depuis deux ans.

En 1902 elle a une première grossesse qui s'est terminée à six mois par des crises d'éclampsie ; les urines étaient albumineuses. En 1903 deuxième grossesse terminée à 7 mois par la naissance d'un enfant qui vécut encore deux mois et demi. Il existait de l'albuminurie et de l'œdème.

En 1905, troisième grossesse qui se termine à huit mois : l'enfant vécut trois jours. Urines albumineuses. En 1906, quatrième grossesse terminée à sept mois ; il existait encore de l'œdème et de l'albumine. La vue commence à baisser vers le sixième mois, et quand la malade entra à la Maternité de Saint-Louis, la cécité était complète ; elle ne distinguait pas le jour de la nuit. On provoque l'accouchement. Cinq semaines après l'accouchement la vue revient dans OG ; mais OD reste presque stationnaire. En juillet 1908, la femme est de nouveau enceinte de cinq mois. L'urine qui contient 10 grammes par litre lors de l'entrée à la Maternité, ne contient plus quinze jours après que 2 grammes, sous l'influence du régime lacté. Un avortement spontané se produit ; la vue est demeurée stationnaire.

OG V = 5/7,50. Bonne perception des couleurs. OD V = 1/50. Rouge seul perçu. Pupilles réagissent normalement. A l'ophtalmoscope : OD : milieux clairs ; décoloration atrophique très accusée de la papille, surtout du segment temporal. Artères très rétrécies. Veines normales. Entre la macula et la papille et autour de la région maculaire, il existe quelques marbrures caractérisées d'une part par des zones plus claires que le fond, et d'autre part, par des taches brun-noirâtres pigmentaires. On constate des lésions semblables à la périphérie rétinienne, en dehors et en bas. Au niveau de la macula, rougeur diffuse irrégulièrement limitée. Champ visuel : très rétréci du côté nasal.

OG : papille plus pâle que normalement ; pas de lésion dans son voisinage. Du côté temporal et inférieur, existe une zone étendue où la rétine est marbrée de dépôts pigmentaires. Champ visuel : rétréci en haut.

Il semble donc s'agir dans ce cas d'une chorio-rétinite pigmentaire ; la syphilis permettait d'expliquer ces avortements ou accouchements prématurés à répétition, et l'albumine (10 gr. dans un cas) peut être rattachée à une néphrite syphilitique.

C'est encore l'examen ophtalmoscopique qui permettra de ramener à leur véritable cause les troubles visuels vagues dont certaines malades *neurasthéniques* se plaignent parfois au cours de leur grossesse : mouches volantes, difficulté à soutenir l'effort visuel pour la lecture. Cette asthénopie accommodative n'a rien à voir avec la rétinite.

Pronostic. — On trouve écrit un peu partout que le pronostic de la rétinite albuminurique gravidique est très favorable. Il faut s'entendre. Certes, comme nous le verrons, le pronostic de cette variété de rétinite est assurément meilleur que celui de la rétinite albuminurique survenant chez une femme enceinte, atteinte de néphrite aiguë ou chronique. Mais de là à conclure à la restitution complète de l'acuité visuelle dans tous les cas, il y a loin.

D'une façon générale, on peut dire que pour la mère, le pronostic dépend surtout de l'étendue et de la localisation des lésions rétiniennes (une lésion maculaire est plus grave qu'une lésion périphérique), du temps écoulé jusqu'à l'apparition d'une thérapeutique utile, enfin du mois de la grossesse où se sont produits les troubles.

Lorsque la rétinite survient au huitième ou neuvième mois, et si on provoque l'accouchement, le pronostic est relativement plus favorable. Il est plus sombre au contraire pour les rétinites apparaissant au début de la grossesse. Silex a vu sur 30 malades 3 cas seulement (où la grossesse fut interrompue) dans lesquels les altérations rétiniennes disparurent et où la vision redevint normale. Dans tous les autres cas, la grossesse, ayant été interrompue souvent trop tardivement, la *restitutio ad integrum* ne fut pas obtenue ; l'acuité atteignit 2/3 dans 3 cas, un peu plus que 1/2 dans 6 cas, 1/3 dans 6 cas, 1/4 dans 2 cas, 1/5 dans 1 cas, 1/6 dans 1 cas, 1/12 dans 2 cas, 1/18 dans 2 cas, 1/100 dans 5 cas. Le plus souvent, les deux yeux étaient également atteints. Les 5 dernières femmes qui ne pouvaient compter les doigts qu'à 1 ou 2 mètres pouvaient être considérées comme pratiquement aveugles. Culbertson qui a réuni 43 cas de rétinite albuminurique gravidique, établit le pourcentage suivant : guérisons : 16,66 %, améliorations de la vue : 58,31 %, cécité : 24,99 %.

Sur 116 cas de rétinite albuminurique gravidique non compliqués de décollement rétinien que nous avons rassemblés et dans lesquels l'état visuel ultérieur est signalé, nous notons 22 cas seulement de *restitutio ad integrum*, 42 cas d'amélioration, 29 cas de diminution visuelle, telle, qu'elle équivaut pratiquement à la cécité, et 23 cas de cécité complète.

Si nous comparons entre eux ces 3 pourcentages, nous trouvons les chiffres suivants :

	Silex	Culbertson	Personnelle
Guérisons.	29 %	17 %	19 %
Amélioration visuelle. .	47 %	58 %	36,5 %
Cécité ou très forte diminution visuelle . . .	24 %	25 %	44,5 %

Le pronostic de la rétinite albuminurique est aggravé surtout par l'existence de lésions rétiniennes, de lésions atrophiques de la choroïde et de la rétine, par l'atrophie optique bien que parfois, malgré l'aspect blanchâtre de la papille, la vue s'améliore jusqu'à arriver à une acuité de 2/3 (Foerster) ou même de 5/5 (Brecht).

Le décollement de la rétine aggrave le pronostic légèrement, nous l'avons vu, bien que le recollement soit la règle. Sur 26 décollements, nous notons 6 guérisons totales, 9 améliorations, 6 cas de cécité presque complète, et 5 cas de cécité absolue, dont 2 terminés par la mort au cours des crises d'éclampsie.

Si nous reportons ces 26 observations aux 116 cas de rétinite albuminurique simple, nous avons comme proportion :

Guérisons.	19, 7 °/₀
Amélioration visuelle.	36 °/₀
Cécité ou très forte diminution visuelle.	44, 3 °/₀

La rétinite albuminurique *récidive* fréquemment au cours des grossesses ultérieures (14 °/₀), et le pronostic en est souvent aggravé d'autant : non constamment cependant. Nous avons noté 13 fois une aggravation au cours des récidives ultérieures : aggravation pour la vue se manifestant par la cécité, aggravation pour la vie se terminant par la mort. Il est pourtant des exceptions. Alt signale le cas d'une primipare dont l'acuité baissa à 1/3, à la suite d'une rétinite albuminurique ; la deuxième grossesse évolue sans complication.

De plus, à chaque nouvelle grossesse, il peut survenir une aggravation de la lésion rénale, sans que la rétinite reparaisse forcément : tel le cas d'Axenfeld où la rétinite albuminurique guérit complètement, et où la grossesse suivante se compliqua de néphrite, mais sans nouvelle rétinite albuminurique.

Le pronostic est aggravé du fait de la persistance de l'albumine après l'accouchement. C'est l'indice qu'une néphrite chronique s'est installée secondairement à une atteinte gravidique du rein. Ces faits, qui sont loin d'être rares (cas de SILEX, GROENOUW), sont de pronostic très sombre, parce qu'ils peuvent entraîner la cécité et même la mort de la mère. Mais même dans les cas de rétinite purement gravidique, le pronostic pour la mère *quoad vitam* est loin d'être bénin, puisque nous notons 13 °/₀ de mort, quelquefois subite, parmi nos observations. C'est qu'en effet une rétinite albuminurique gravidique est toujours une forme grave de la toxémie gravidique; elle est un indice de l'imprégnation de l'organisme par le poison ; et à moins d'une thérapeutique rationnelle active, les pires accidents peuvent se dérouler.

On le voit donc, une affection qui cause 44 °/₀ de cécité ou de diminution grave de la vision et 13 °/₀ de mort n'est pas une affection bénigne et ne mérite pas d'être traitée à la légère.

Le *pronostic pour l'enfant* est d'ailleurs loin d'être favorable. Sur 61 observations où l'état de l'enfant est noté, nous trouvons 36 fœtus morts avant l'accouchement et 25 enfants nés vivants, mais sur ces 25, 13 sont morts les quelques jours suivant la naissance, ce qui fait donc pour le fœtus une mortalité globale de 79 °/₀.

OBSERVATIONS

I. — RÉTINITES SANS DÉCOLLEMENT.

1° *Urines albumineuses.*

Obs. 52 (inédite). — L... Marthe, 36 ans, XIII-pare. Aucun antécédent pathologique. Réglée à 25 ans, mariée à 29 ans. Deux enfants morts en bas âge et deux fausses couches. N'a jamais eu d'albumine ni de troubles oculaires au cours des 12 grossesses.

Treizième grossesse actuelle. D. R. : 15 à 22 novembre 1907. La malade vient consulter le 5 juillet 1908 pour céphalée et œdèmes apparus au quatrième mois de la grossesse. Albumine 5 à 6 grammes.

Le 26 *juin*, elle s'est aperçue en se réveillant que ses yeux étaient brouillés ; elle reconnaît à peine ses enfants; depuis ce temps, elle ne peut plus lire le journal. Elle est admise dans le service du Dr Morax.

Examen visuel. — OD V = 3/50; OG V = 0,5/35. Pupilles égales réagissent normalement. Milieux transparents. OD : Contours papillaires flous se confondant avec la rétine environnante. Au niveau du pôle postérieur, nombreuses plaques exsudatives et nombreuses hémorragies rétiniennes. OG : Nombreux placards blanchâtres dans la région péripapillaire, plus accentués qu'à droite. Nombreux exsudats au niveau de la macula, pas d'hémorragies ni de décollement. Contours papillaires flous. Pas de stase veineuse. Les lésions surtout marquées au niveau du pôle postérieur n'existent pas à la périphérie. Champ visuel rétréci avec scotomes centraux à gauche. Les couleurs bleu et rouge sont vues jaunes à la périphérie ; le vert est vu noir.

Examen des urines. — 2050 grammes par vingt-quatre heures. D: 1012. R : acide. Urée : 18 grammes. Chlorures : 33 grammes. Albumine : 7 gr. 17 par vingt-quatre heures. Aspect trouble rougeâtre, mucus abondant. Nombreux leucocytes et cellules épithéliales. Rares hématies.

Pouls : 70 ; tension artérielle : 18. Pas de bruit de galop.

8 *juillet.* — La malade est transportée à la maternité où M. Bonnaire provoque l'accouchement, en posant l'écarteur Tarnier avec une pression de 1.200 grammes sur un col long, mais perméable. Assez rapidement, apparaissent des contractures répétées et douloureuses. Quand la dilatation est de 2 francs, on remplace l'écarteur par le colpeurynter de Braun, gonflé avec

600 grammes d'eau. Deux heures après, les contractions sont très vives et le ballon est expulsé; le col est largement dilatable et l'accouchement spontané se fait le soir même. C'est un garçon mort-né de 1.790 grammes. Placenta: 420 grammes.

10 *juillet*. — La femme a eu un frisson avec une élévation de température : 40°. Injection intra-utérine qu'on répète le jour suivant. La vue semble légèrement améliorée, la malade commence à distinguer la forme des objets. L'albumine qui est de 10 grammes par litre diminue progressivement et le 16 juillet, elle tombe à 2 grammes. La femme allant bien au point de vue obstétrical, elle est renvoyée le 20 juillet dans le service d'ophtalmologie.

22 *juillet*. — OD V = 2/50 avec + 2,50; OG : Doigts à 0 m. 50 sans amélioration par les verres.

Champ visuel normal : OD.

OG : Supérieur, 15; supéro-externe, 65; externe, 90 ; inféro-externe, 90 ; inférieur, 65 ; inféro-interne, 60 ; interne, 0.

Quelques points sont vaguement perçus dans le champ nasal.

Pupilles dilatées égales, la droite réagit nettement, la gauche plus paresseusement.

OD : Milieux transparents, la papille a ses contours flous; à son voisinage immédiat, on voit une collerette formée par des taches exsudatives blanchâtres et de petites hémorragies. Ces lésions empiètent sur la région maculaire. Pas de lésions périphériques. Vaisseaux paraissent de calibre normal.

OG : Milieux transparents. Même aspect papillaire. Lésions exsudatives et hémorragiques marquées, occupant la région maculaire. A la partie inférieure de la rétine, on voit quelques foyers jaunâtres avec pigmentation centrale, qui rappellent les foyers de chorio-rétinite spécifique.

Urines par vingt-quatre heures : 2.500 grammes. Albumine : 2gr. 50.

Sort le 26 juillet.

14 *août* 1908. — OD V = 5/25; OG V = 1/50. O G: pupille paresseuse. Papille à contours peu nets. Plusieurs exsudats

blanchâtres et quelques hémorragies dans la région maculaire. La légère pigmentation persiste à la partie inférieure.

OD : Papille floue. Exsudats presque disparus. Pas d'hémorragies.

Champ visuel normal : OD.

OG : Supérieur, 50 ; externe, 90 ; supéro-externe, 75 ; inféro-externe, 80 ; inférieur, 60 ; inféro-interne, 60 ; interne, 0.

Deux petits points sont perçus dans le champ nasal.

Les couleurs sont reconnues au centre. Elles sont vues jaune à la périphérie.

Albumine : traces.

La malade n'est plus revue.

Obs. 53 (inédite). — Mme A..., âgée de 34 ans. Vient consulter pour troubles de la vue le 2 décembre 1898 à la consultation du Dr Morax à Bichat.

Antécédents héréditaires. — D'origine italienne, son frère est mort, sa mère âgée de 63 ans, a eu 9 grossesses dont 6 fausses couches, et 3 enfants vivants, notre malade et 2 filles l'une de 27 et l'autre de 25 ans.

Antécédents personnels. — Rien de particulier à la naissance. Brûlures à l'âge de 9 mois (par suite de chute dans le feu) au niveau des paupières, de la joue, de la racine du nez et de l'œil gauche qui est resté atrophié depuis cette époque. Réglée régulièrement.

5 grossesses normales, sans albumine.

Première grossesse à 23 ans, accouchement normal à terme, fille vivante.

Deuxième grossesse à 25 ans, accouchement normal, à terme, garçon vivant.

Troisième grossesse à 27 ans, accouchement normal à terme, fille vivante.

Quatrième grossesse à 31 ans, accouchement normal à terme, garçon vivant.

Cinquième grossesse, fausse couche de quatre mois, à 33 ans. A présenté des maux de tête fréquents, et des crises nerveuses (?)

Sixième grossesse actuelle. Dernières règles : 20-22 mars 1898. Vers le 10 avril : métrorragie légère durant deux jours. Insomnie rebelle et cauchemars au début de cette grossesse.

Vers le 7 novembre, alors qu'elle se sentait fatiguée depuis quelques jours, elle est prise brusquement dans la nuit de vomissements abondants. Le lendemain la vision était considérablement affaiblie et elle ressentait de violents maux de tête.

Elle vient à la consultation d'ophtalmologie de Bichat le 2 décembre seulement, parce qu'elle espérait que la vision reviendrait, mais aucune amélioration ne s'est produite.

Examen oculaire. — OG : atrophié. Cornée : opaque. Cicatrices externes étendues au niveau des paupières, de la joue et de l'oreille gauche. OD : Pupille dilatée. Fonds : Papille floue, quelques hémorragies en flammèche et quelques foyers blanchâtres le long des vaisseaux et dans la région maculaire. Compte les doigts à 1 mètre.

L'examen d'urines montre une *albuminurie* intense.

En raison de la gravité des accidents oculaires, M. Morax conseille l'accouchement provoqué. Elle est conduite à la Maternité où l'on ne suit pas ce conseil et où on attend les douleurs qui apparaissent le 23 décembre. La malade vomit fréquemment et son acuité visuelle est encore diminuée, elle ne voit la main qu'à 20 centimètres. Pupille toujours dilatée.

Examen obstétrical. — HU : 24 centimètres, tête mobile au détroit supérieur. Le 13 décembre à 8 heures du soir : col dilatable de 2 centimètres. O. I. D. P. Contractions régulières et douloureuses.

A minuit, dilatation complète, rupture artificielle des membranes, il suinte un liquide verdâtre. A minuit 15, accouchement d'une fille vivante, de 1.540 grammes. Délivrance spontanée. Placenta, 420 grammes, rétention de la caduque.

La femme très pâle se plaint d'étouffer, des inhalations d'oxygène sont faites en permanence. La malade est enveloppée de linges chauds et de boules chaudes. Le pouls est petit et fréquent, injections sous-cutanées de caféïne et d'éther, et injection intraveineuse de 2 litres de sérum, le 14 décembre, à 7 heures du matin.

A 8 heures, la malade très pâle a une syncope, puis s'agite, et a un accès d'*éclampsie* à 10 heures du matin. Nouvelle injection intraveineuse de 1.000 grammes de sérum à 4 heures.

15 *décembre.* — Malade encore un peu agitée, urines peu abondantes, vomissements verdâtres.

20 *décembre.* — Convalescence lente. La vision qui était très affaiblie après l'accouchement s'améliore légèrement. L'albumine diminue.

L'enfant meurt neuf jours après sa naissance.

27 *janvier* 1899. — Examen ophtalmologique : OD. : papille blanche au niveau de la rétine. On voit quelques foyers atrophiques. V.=5/40.

Albumine disparue.

Le 8 *mars* 1904. — La malade se présente à la consultation d'ophtalmologie de Lariboisière dans un état de cécité presque complète. Elle est conduite par sa concierge et raconte qu'elle a fait encore une grossesse terminée par une fausse couche de quatre mois et qu'elle a continué à avoir de l'albumine.

Examen oculaire. — OG. atrophié a subi l'énuclation en 1899; OD. : pupille réagit très faiblement à la lumière. Cristallin normal. Nombreux et volumineux flocons du vitré qui empêchent de voir les membranes profondes et la papille. Le malade ne conserve qu'une perception visuelle quantitative. Elle ne compte plus les doigts et ne voit les mouvements de la main qu'à 20 centimètres.

En somme c'est une femme pratiquement *aveugle*, d'aspect cachectique, qui depuis un an ne peut se diriger seule. Plusieurs fois elle a tenté de mettre fin à ses jours et d'asphyxier ses 4 enfants. Les voisins l'en ont empêchée. Actuellement dénuée de toutes ressources, incapable de travailler, jetée à la rue par son logeur, elle vient chercher asile à l'hôpital.

Obs. 54 (inédite). — B... Madeleine, 19 ans, fleuriste, I-pare, vient consulter, le 25 juillet 1904, dans le service du Dr Morax pour troubles de la vue.

Antécédents héréditaires. — Père et mère bien portants. La mère a eu 7 grossesses, 4 enfants morts après la naissance et 3 vivants, bien portants.

Antécédents personnels. — Bonne santé antérieure, a eu la rougeole, pas de scarlatine, aucun signe de syphilis.

Réglée régulièrement à 14 ans, Dernières règles : 27 au 31 décembre 1903. Aucun trouble pendant les cinq premiers mois de la grossesse ; a continué à travailler. En février, est prise de céphalées qui augmentent depuis six semaines. A ce moment, les jambes étaient enflées. La malade se plaignit d'étouffements, de palpitations, de vomissements et, brusquement, elle devint aveugle de l'œil gauche d'abord, puis, trois jours après, de l'œil droit. Cette *amaurose* dura trois jours et fut suivie de crises d'*éclampsie* pour lesquelles elle fut soignée à la maternité de la Pitié.

Le 24 *juin* 1904. — La malade arrive en pleine inconscience avec des phénomènes d'agitation passagère. Anurie complète. Le soir de son entrée, six crises d'éclampsie V = 0. Traitement : saignée de 200 grammes ; 0 gr. 01 morphine, 2 grammes de chloral. Le lendemain, l'anurie persiste, 4 nouvelles crises. V. = 0. légère agitation dans l'intervalle. Traitement : lavement, bain prolongé à 35°, 3 grammes de chloral.

Le 26. — La vision s'améliore légèrement ; distingue les mouvements de la main. L'anurie persiste cependant. Traitement : chloral, 2 grammes. Bains chauds.

Le 27. — Émission de 1.200 grammes d'urine. Albumine 2 grammes. V = Compte les doigts à 1 mètre. On note une inégalité pupillaire : la pupille gauche est plus large. Réflexes abolis à la lumière et à la convergence.

ODG. : Milieux transparents. Œdème péripapillaire, veines dilatées, hémorragies péripapillaires en flammèches, taches blanches autour de la région maculaire. Ces lésions sont plus marquées dans OG.

Le 27 et jours suivants, la malade est plus calme. L'amélioration visuelle persiste. Traitement: régime lacté, eau de Vichy. La malade s'ennuie et demande à sortir le 11 juillet. Elle rentre bientôt, le 25 juillet 1904, à Lariboisière, dans le service du Dr MORAX.

La grossesse continue. Le teint est pâle. Il n'existe ni œdème des membres, ni dyspnée, ni bruit de galop, ni céphalée, ni vomissements.

Pupilles réagissent à la lumière. Milieux transparents.

OD. : Vaisseaux rétrécis et disparaissant par places. Papille à contours flous. Hémorragies rétiniennes dispersées çà et là su le champ rétinien. Exsudats blanchâtres épars et prédominant dans la région maculaire.

O. G. : Même aspect. Même localisation maculaire.

ODG. V = doigts à 20 centimètres. Champ visuel très rétréci des deux yeux avec vaste scotome central. Urines pâles, albumine: 1 gr. 50 par litre.

Régime lacté, 2 ventouses scarifiées.

27 *juillet* 1904. — Légère amélioration. ODG V = doigts à 1 mètre. A 9 heures du soir, la malade a quelques douleurs et une perte assez abondante. Passage à la maternité.

Contractions espacées dans la journée du 28. Dans la nuit du 28 au 29, la femme entre franchement en travail et au toucher on constate la présence d'un petit membre dans le vagin.

29 *juillet*. — A 11 h. 30 du matin, M. TISSIER procède à l'extraction d'un fœtus de 800 grammes, mort et macéré. Extraction du placenta à l'aide de la pince mouchette. Curettage, écouvillonnage. Injection iodée. Albumine : 1 gramme. Régime lacté absolu.

Pendant les jours qui suivirent, la malade présente une légère élévation de température, 38°2 à 38°6 et quelques lochies fétides qui cédèrent à quelques injections utérines à la liqueur de Labarraque.

12 *août*. — La malade n'ayant plus rien d'obstétrical est transportée dans le service d'ophtalmologie.

OD V. = 1 optre à 1 mètre. OG V = doigts à 5 centimètres. OD : toute la région péripapillaire est tachetée d'exsudats blanchâtres de forme très irrégulière entrecoupés de plaques gris noirâtres.

OG : Il existe en plus une petite tache hémorragique au voisinage de la macula.

Champ visuel :

O. G.		O. D.
45	Supérieur	30
60	Supéro-externe	60
80	Externe	15
75	Inféro-externe	45
80	Inférieur	30
50	Inféro-interne	45
45	Interne	15
45	Supéro-interne	30

Il existe à gauche un large scotome central et deux scotomes paracentraux.

Urines : 0 gr. 30 d'albumine par litre.

3 *septembre* 1904. — OD V = 4 opt. à 4 mètres. OG V = doigts à 80 centimètres. Même aspect du fond. Artères rétrécies réduites à des filets blanchâtres; albumine: 0 gr. 35 par litre.

La malade sort de l'hôpital en voyant juste pour se conduire.

Revue quatre ans plus tard le 20 *juin* 1908.

La malade raconte que, depuis son départ de l'hôpital, elle souffre toujours de la tête et de la région orbitaire, surtout la nuit.

Pas d'œdèmes.

En décembre 1907, elle a été soignée à la Pitié pour une paralysie faciale gauche (a frigore ?) qui dura quinze jours. On la soumet à l'électricité et au régime lacté, car il existait un peu d'albumine.

Quant à sa vue, elle s'est améliorée petit à petit, mais d'une façon peu appréciable, puisque la malade n'a pu reprendre son travail de fleuriste.

A l'examen général, femme d'apparence normale, face pâle, pas d'œdèmes, l'urine contient toujours des traces d'albumine, bruits du cœur claquants sans bruit de galop TA = 25.

Examen oculaire : pupilles égales réagissant normalement.

OD : Milieux transparents, papille légèrement décolorée à bords nets. Vaisseaux paraissant normaux, légèrement tortueux. Autour de la papille, véritable collier de taches blanches et pigmentaires très irrégulières. Les taches grisâtres ou blanchâtres avoisinent le bord papillaire : les taches pigmentaires sont à la périphérie. Pas de lésions maculaires bien nettes. V = 5/25.

OG : Aspect sensiblement identique ; l'étendue du collier est plus large, surtout entre la papille et la macula. Celle-ci présente des taches grisâtres isolées. Taches pigmentaires irrégulières, péripapillaires et périphériques. V = 5/50.

Champ visuel rétréci :

O. G.		O. D.
45	Supérieur	40
45	Supéro-externe	50
65	Externe	45
30	Inféro-externe	50
70	Inférieur	60
60	Inféro-interne	45
45	Interne	50
45	Supéro-interne	45

3 scotomes paracentraux à droite ; 2 scotomes paracentraux à gauche. Le bleu et le vert sont perçus blanc grisâtre. Le rouge est perçu nettement.

19 *octobre* 1908. — La malade ne souffre plus des yeux et de la tête ; n'a toujours pas pu reprendre son travail. Lecture impossible. Urines pâles, légère albuminurie avec urohématine. TA = 22.

Examen oculaire : pupilles normales, à réactions normales, milieux transparents. OG : Atrophie choroïdienne et amas pigmentaires dans la région péripapillaire. Pas de lésions périphériques. V = 5/25.

OD : Papille décolorée, vaisseaux paraissant rétrécis. Autour de la papille, tache atrophique à contours arqués très pigmentés. A la périphérie rétinienne, on constate çà et là un aspect légèrement marbré sans dépôt net. V = 5/25. Même champ visuel que le 20 juin.

7 *février* 1909. — Céphalée persiste par intermittence. La malade n'a toujours pas pu reprendre son travail. Même aspect ophtalmoscopique OD V = 5/25; OG = 5/50.

Obs. 55. — Adams. — I-pare, enceinte de six mois et demi, se plaint de troubles de la vue. Urines très *albumineuses*. A l'ophtalmoscope, nombreuses hémorragies rétiniennes de couleur sombre et larges plaques exsudatives. La vue baisse rapidement et se réduit à la perception des grands objets. L'accouchement est *provoqué*. Longue convalescence. Un an après l'accouchement OD V = 20/20; OG V = 12/200. Urines albumineuses.

Obs. 56. — Ahlfeld. — A vu chez une femme enceinte albuminurique une rétinite guérir presque complètement et ne pas revenir à la grossesse suivante, malgré d'autres manifestations graves.

Obs. 57. — Ahlstrœm. — H.-M..., 33 ans, enceinte de sept mois, a des troubles visuels depuis un mois, OD V = 6/9 ; OG V = 6/36. Exsudats blanchâtres de la région maculaire : hémorragies ponctiformes, veines dilatées, papille œdémateuse. Urines très *albumineuses*. L'accouchement est *provoqué* à huit mois. Malgré cela, le nerf optique marche vers l'*atrophie*. OD V = 6/24 ; OG V = doigts à 1 mètre. Papille pâle, artères rétrécies, foyers pigmentaires à la place des hémorragies, troubles du vitré.

Obs. 58. — Ahlstrœm. — E..., 25 ans, enceinte de huit mois, *albuminurique*, présente des troubles de la vue depuis un mois. V = doigts à 4 mètres. Rétinite albuminurique typique avec foyers blanchâtres maculaires et quelques hémorragies. Accouchement *provoqué* à huit mois. La *vision s'améliore*, OD V = 3/24 ;

OG V = 1/60, la macula présente encore quelques taches et quelques hémorragies.

Obs. 59. — AHLSTROEM. — H. K..., 40 ans, enceinte de sept mois, présente depuis quatre à cinq jours un affaiblissement de la vision, OD V = 6/9 ; OG V = 6/60. Exsudats blanchâtres et hémorragiques sur la rétine. Urines *albumineuses*. Accouchement *provoqué* à huit mois. Le 3 novembre, OD V = 6/9; OG V = 6/36, les hémorragies se sont résorbées. Le 2 décembre, urines normales, OD V = 6/6, la macula stellaire est encore visible, OG V = 6/18.

Obs. 60. — AHLSTROEM. — 28 ans, primipare, enceinte de sept mois, a des troubles de la vue, V = 6/18. Exsudats blanchâtres dans la région maculaire, quelques petites hémorragies. Urines *albumineuses*. Accouchement à terme. Les troubles visuels persistèrent. V = perception lumineuse. Papille *atrophiée*, artères rétrécies, foyers dans la région maculaire. Albumine disparue.

Obs. 61. — AHLSTROEM. — 40 ans, se plaint de troubles visuels survenus au cours de sa grossesse. Arrivée à terme, est prise de crises *d'éclampsie* avec *amaurose* complète. Pupilles immobiles, milieux clairs. A l'ophtalmoscope : lésions de *rétinite* albuminurique, veines dilatées, exsudats blanchâtres et hémorragies rétiniennes. *Mort* le lendemain.

Obs. 62. — AHLSTROEM. — 21 ans, I-pare, accouchement prématuré avec *éclampsie*. On constate une rétinite très marquée, OG V = 1/10 ; OD V = doigts à 75 centimètres. Puis la vision s'améliora, OG V = 20/50 ; OD V = doigts à 4 mètres. Deux ans après, nouvelle grossesse : crises d'*éclampsie* avec *amaurose*. Accouchement *provoqué* à huit mois. Malade revue deux ans après, V. : 6/12.

Obs. 63. — ADOLF ALT. — C..., 26 ans, consulte, le 15 décembre 1891, pour des troubles de la vue. A été accouchée au forceps, deux semaines avant le terme, d'un enfant bien portant. La vue commence à baisser depuis deux mois et demi ; un mois avant la naissance de l'enfant, elle a été prise de convulsions. L'œdème des jambes apparaît dans la dernière semaine, urines albumineuses.

15 *décembre* 1891. — OG V = 8/200; OD V = 14/200, pupilles à demi-dilatées. Fond OD G : la périphérie de la rétine est libre de tout exsudat. Le pôle postérieur est recouvert de placards blanchâtres qui ne laissent visibles que quelques vaisseaux. Ça et là il existe quelques hémorragies.

15 *août* 1892. — Nombreuses taches pigmentaires dans la région maculaire. Anémie papillaire. OD V = 20/70; OG V = 20/100 et avec + 0,75 : 20/20.

5 *mai* 1893. — La malade était enceinte à nouveau de huit mois et demi, pas d'albumine. ODG V = 20/70. Fond de l'œil non modifié.

Septembre 1893. — *Statu quo*.

Obs. 64. — Ayres. — S..., I-pare, remarqua qu'en avril 1893, au troisième mois de sa grossesse, sa vue baissait rapidement des deux yeux. Un accouchement spontané survint en mai. Malgré cela la vision ne s'améliora pas.

Après l'examen, trois mois plus tard, en août, il trouve: OD V = 2/200 ; OG V = 3/200. A l'ophtalmoscope, il constate que la rétine présente les altérations caractéristiques, sans modifications marquées dans la région maculaire. *Albumine* persiste encore dans l'urine.

La malade est mise en observation pendant cinq semaines, un régime sévère est institué en même temps qu'un traitement tonique ; au bout de ce temps : OD V = 0,1 ; OG V = 5/200. Aucune amélioration n'est survenue depuis.

Obs 65. Ayres. — N.... IX-pare. Pas de troubles oculaires aux trois premières grossesses. A la quatrième elle devint aveugle quinze jours avant l'accouchement, mais la vision revint rapidement après. A la cinquième grossesse, la vue devint mauvaise depuis le troisième mois jusqu'à la fin de la grossesse et il exista une céphalée persistante. Après la délivrance, la vue revint aussi bonne qu'auparavant. A la sixième grossesse, la vue baissa à partir du quatrième mois, pour réapparaître après l'accouchement. Lors de la septième grossesse la vue fut peu affectée et la céphalée peu intense. La huitième grossesse qui se termina par un avortement de deux mois ne s'accompagna pas de troubles oculaires.

A sa neuvième grossesse, la femme eut des *convulsions* à six mois et demi et devint complètement aveugle pendant quarante-huit heures. Le médecin alarmé interrompit la grossesse au septième mois.

L'*albumine* a toujours été plus ou moins abondante dans toutes les grossesses où la vue fut troublée.

La vue ne fut pas examinée dans toutes les occasions, sauf dans la dernière grossesse où AYRES constata OD V = 0,1. OG V = 0,7. Altérations caractéristiques du fundus, plus marquées dans OD où il existe de la chorio-rétinite. Exsudats blanchâtres assez marqués en OG.

Revue douze ans plus tard : OD V = 15/15 ; OG V = 15/40 mais avec 110° + 0,75, V = 1.

Il est remarquable de voir combien la vision s'était améliorée et comme la rétine paraissait saine et normale, surtout pour OD aucune trace d'exsudats ne demeurait visible.

Obs. 66. — AYRES. — X..., IV-pare, enceinte de six mois. Depuis quelques semaines, elle accuse un affaiblissement graduel de la vue : la lecture devient impossible et elle ne reconnaît plus ses parents à peu de distance. *Albuminurie* marquée. L'examen ophtalmoscopique révéla une neuro-rétinite grave avec œdème marqué de la papille, hémorragies nombreuses et exsudats blanchâtres s'étendant sur presque toute l'étendue de la rétine; ODG V = 15/100. AYRES estimant que la situation est grave *quoad visum* préconise l'accouchement provoqué et laisse à la femme et au mari le soin de prendre une décision. Pour des raisons d'ordre religieux, la proposition fut immédiatement refusée. La semaine suivante, la femme fit heureusement un *avortement spontané*.

Trois mois plus tard, la malade est examinée à nouveau ; ODG V = 15/20, elle pouvait lire comme auparavant sans difficulté. A l'examen ophtalmoscopique la rétine n'apparaît pas encore complètement claire, quelques exsudats étant encore visibles; mais la partie centrale de la rétine est devenue normale et la vision centrale est parfaite.

Obs. 67. — Ayres. — X..., 34 ans, I-pare, se plaint au sixième mois de sa grossesse de troubles visuels, de brouillards et de taches. *Albuminurie* assez marquée.

Examen oculaire. — OD.: Exsudats blanchâtres au-dessus et au-dessous de la papille: petites taches dans la région maculaire. Pas de névrite optique. V = 15/30. OG: Deux placards blanchâtres au-dessus de la macula et deux au-dessous, mais n'empiétant pas sur elle. Large hémorragie rétinienne en flammèches en dehors de la papille. Pas de névrite optique. V = 15/15.

C'était là un cas de rétinite albuminurique simple, bénigne, sans neuro-rétinite. Aussi malgré le médecin de la famille alarmé, Ayres ne provoque pas l'accouchement. D'ailleurs la femme désirait avoir un enfant à terme. Régime sévère contre l'albuminurie. Mais, trois semaines avant le terme, *accouchement prématuré* spontané d'un enfant mort.

La femme est revue quelques mois plus tard, OD V = 15/20; OG V = 15/15.

Obs. 68. — Axenfeld. — 21 ans, III-pare. A sa *première grossesse*, il y a deux ans et demi, a eu de l'albumine: accouchement prématuré avec crises d'*éclampsie*. Rétinite albuminurique très marquée. OG V = 1/10; OD V = doigts à 75 centimètres. Lors de la *deuxième grossesse*, la néphrite s'aggrava, mais pas de troubles visuels. Grossesse interrompue avant terme.

A la *troisième grossesse* apparurent au huitième mois des *convulsions* avec *amaurose* passagère, mais sans retour de la rétinite. Naissance d'un enfant vivant, malgré la persistance de l'*albuminurie*.

Les troubles visuels n'ont pas augmenté, et depuis deux ans l'acuité est de 6/12 pour le meilleur œil : il existe des lésions d'*atrophie choroïdienne* étendues, pigmentation rétinienne sans grandes lésions vasculaires.

Obs. 69. — Ball. — R..., 15 ans, I-pare, actuellement au troisième mois de sa grossesse, se plaint en mars de céphalée et vomissements, sa vue s'est affaiblie : face bouffie, pâle, œdème des extrémités; *albuminurie.* OD V = 6/24 ; OG V = 1/30. Rétinite hémorragique très marquée.

Avortement le 15 mai d'un fœtus macéré de quatre mois. Suites de couches normales. Le 27 juin: OD V = 6/9; OG V= 6/2. Quelques traces de rétinite persistent, albumine disparue. La vision redevint complètement *normale.*

Obs. 70.— Bastide.— D..., 43 ans, blanchisseuse, XV-pare. N'a jamais eu de maladie sauf un psoriasis, réglée à 11 ans, régulièrement depuis, elle a eu 15 enfants, toutes ses grossesses ont été normales sauf la dernière. Dès le début de celle-ci, elle eut d'abord les pieds enflés, puis la face et les mains, céphalalgie intense, dyspnée, vomissements ; au septième mois, anarsarque considérable, elle consulte un médecin qui trouve de l'*albuminurie* et prescrit le régime lacté ; l'œdème diminue, l'état général s'améliore. Le 22 juillet 1891, elle travaillait à la couture quand subitement la vue se trouble, un grand brouillard passe devant ses yeux, la vision diminue jusqu'à l'accouchement qui a lieu huit jours après au huitième mois ; il fut très pénible et dura deux jours. Pendant ce temps la malade fut absolument aveugle; suites de couches normales, enfant vivant. Depuis la délivrance, la vue s'est améliorée peu à peu, mais depuis un mois sa marche est stationnaire.

Le 26 *octobre* 1891. — État général excellent, on a fait il y a huit jours l'analyse des urines, elles ne contenaient que des traces d'albumine. Pupilles un peu dilatées. OD : papille blanche avec œdème péripapillaire, vaisseaux normaux, taches brillantes sur la macula. OG : névrite optique.

De loin OG V = 1/2, voit de près avec peine les plus fins caractères, OD V = 1/40.

Le 20 *novembre.*— OG V = 1/2; OD V = 1/6; la malade n'est plus revue.

Obs. 71. — Bastide. — G. V..., 37 ans, ménagère, V-pare.

Maladive et délicate, n'a cependant jamais eu mal aux yeux. Cinq premières grossesses normales : la dernière a été marquée dès le troisième mois par de la céphalalgie, de la dyspnée, de l'œdème des jambes. Ces troubles augmentent peu à peu, et au huitième mois, anasarque et œdème pulmonaire, *albuminurie* énorme ; sous l'influence du régime lacté et de l'eau-de-vie allemande l'état s'améliore un peu, mais quinze jours avant l'accouchement, tout à coup, en une journée, la vision se brouille, la malade ne voit qu'à travers un voile, traversé de temps en temps par des lueurs très vives, le trouble va en augmentant jusqu'au jour de l'accouchement, 18 *janvier* 1892, enfant vivant : l'œdème diminue rapidement ainsi que l'albumine et la vue s'améliore. Quand elle se présente à la clinique, *le* 16 *mars*, elle se plaint encore d'un léger brouillard, surtout dans la partie inférieure du champ visuel, et de la difficulté à fixer les objets fins. OD V = 1/3 ; OG V = 2/3. — OG : pointillé blanc très fin périmaculaire. OD plaques plus larges, irrégulières, entourées elles-mêmes d'un fin semis, irrégulièrement disposées autour de la macula et empiétant un peu sur elles, traces d'anciennes hémorragies à la partie supérieure.

Le 6 *mai*. — OD V = 2/3 ; OG V = 1 ; les lésions rétiniennes ont disparu de l'œil gauche, encore un léger pointillé du côté droit.

Obs. 72. — Bastide. — M..., 22 ans, III-pare. Bonne santé habituelle, deux grossesses normales. Pendant sa troisième et dernière, elle a présenté, dès le cinquième mois, une céphalalgie intense, de l'œdème des jambes et des vomissements ; vers le septième mois, la vue commence à se troubler, de loin d'abord, puis de près, éblouissements, sensation de mouches et d'éclairs ; rapidement, la vision baisse jusqu'à la cécité, en même temps anasarque, *albuminurie* intense. Un mois avant son accouchement on la met au régime lacté absolu ; au bout de quelques jours elle pouvait déjà reconnaître les personnes autour d'elle ; accouchement avant terme, le 15 juin 1892, enfant vivant ; il fut suivi immédiatement d'une amélioration considérable de la vision. Actuellement, 8 juillet, V = 2/3 des deux yeux, papille encore un peu pâle, vaisseaux normaux, léger semis blanchâtre périmaculaire, nuage d'albumine. — 30 juillet, elle sort guérie, V. = 1, encore quelques points sur la rétine du côté droit.

Obs. 73. — Bastide. — T. J..., 40 ans, V-pare, malade de constitution chétive, tuberculeuse. Trois premières grossesses normales, à la quatrième, hémorragie abondante au septième mois, suivie d'avortement. En ce moment elle est enceinte pour la cinquième fois ; dernières règles du 14 au 17 mars 1892. — Le 22 octobre, hémoptysie abondante à la suite de laquelle (?) la vue commence à baisser, la malade n'a jamais présenté de symptômes d'albuminurie. — Le 15 novembre elle se présente à la clinique, OD compte les doigts à 50 centimètres ; OG : acuité un peu meilleure, pupilles dilatées, petites taches blanches disséminées sans ordre autour de la macula, pas d'hémorragies, papilles peu touchées. *Albumine*, 3 grammes par litre. M. le Dr Kalt l'envoie à la clinique du professeur Tarnier, le 18 *novembre*, pour lui faire l'accouchement prématuré. M. Tarnier n'en voit pas l'urgence et met la malade au régime lacté ; huit jours après on constate la mort du fœtus, la malade trouve que sa vue est un peu améliorée, elle dit pouvoir distinguer les personnes et les objets volumineux, cependant on constate de nombreuses hémorragies rétiniennes récentes et la névrite optique a augmenté.

Le 6 *décembre*. — Accouchement normal, enfant mort et macéré.

Le 22 *décembre*. — OD V = 1/10 ; OG V = 1/4, plus de névrite, papilles non décolorées, vaisseaux normaux, semis péri-maculaire plus diffus, en voie de résorption.

15 *janvier* 1893. — A peine un nuage d'albumine, OD V. = 1/16 ; OG V = 1/3. La malade n'a pas été revue.

Obs. 74. — Blacker. — 42 ans, VI-pare, enceinte de sept mois, entre, le 7 septembre 1905, à l'Univ.-College-Hospital pour troubles visuels depuis quinze jours, œdème léger des extrémités depuis un mois et fréquence des mictions. Grossesses antérieures et accouchements normaux, le dernier datant de neuf ans. Lors de l'admission : urine acide, contient 1/10 d'*albumine*, cylindres hyalins granuleux et épithéliaux. D. 1012 : 48 onces par vingt-quatre heures. Tension artérielle un peu élevée. Cœur normal. La femme est mise à la diète lactée. Purgation.

Examen oculaire. — ODG : nombreux exsudats blanchâtres, plusieurs hémorragies en flammèches et névrite optique légère, OD V = J. 19. OG V ≡ J. 16. La vue baissant rapidement, on *provoque* l'accouchement.

Le 11 *septembre.* — 17 onces d'urine par vingt-quatre heures, urée très diminuée ; 1/16 d'albumine. On introduit le soir même une bougie dans l'utérus, et douze heures après accouchement d'un enfant mort. A partir de ce moment, amélioration progressive. Le 13 septembre, OD V = 12 J. ; OG V = 4 J : urée augmentée. Le 18, traces d'albumine, cylindres disparus. Le 19, ODG V = 1 J. A l'ophtalmoscope, exsudats disparus.

Le 4 *novembre.* — Vision normale, entre la papille et la macula persistent quelques petites taches bien limitées. Le 7, encore une trace d'albumine.

Obs. 75. — Bousseau. — M. R..., 22 ans, I-pare, entre à la maternité d'Angers le 27 janvier 1862. Accidents syphilitiques amygdaliens en 1860. Au début de janvier (enceinte de 8 mois). Œdème des extrémités, puis de la face. Troubles de la vue. Bourdonnements d'oreilles. Urines très *albumineuses.* A l'ophtalmoscope, fond pâle, papille hyperhémiée ; veines peu volumineuses ; artères pâles. Le 28, vue presque complètement abolie, distingue à peine la flamme d'une bougie.

Le 30 *janvier*. — Accouche, à 10 heures du matin, sans convulsions. Le 1er février, la vue s'améliore ; le 3, albumine et œdèmes disparus. Le 6, le malade compte les doigts.

A l'ophtalmoscope, OD : papille foncée entourée d'une zone blanche irrégulière. Veines volumineuses, se terminant brusquement à son pourtour où elles semblent oblitérées par des caillots. Artères filiformes A une certaine distance de la papille, on voit plusieurs taches blanches brillantes, bien circonscrites surtout en dedans et en haut. Pas d'hémorragies. OG : même hyperhémie de la papille. Les deux branches supérieures de la veine s'arrêtent brusquement au pourtour de la papille où elles sont évidemment oblitérées par des caillots. Artères filiformes. Papille entourée d'un cercle blanchâtre incomplet ; taches brillantes disséminées au côté interne.

Le 11. — V = lit 20 Jaeger. Le 15, V = 17 J. Papille moins hyperhémiée, taches moins nettes. Le 26, V = 11 J. Altérations du fond presque disparues.

Le 23 *mars*. — V = n° 5. La femme a pu reprendre ses travaux; léger brouillard persiste cependant, le fond est à peu près normal. A peine quelques traces légères de taches persistent en dedans de la papille gauche.

Obs. 76. — Brecht. — K..., 35 ans, VI-pare, s'aperçut de troubles visuels au troisième mois.

Examinée au cinquième mois (fin septembre 1871) : papilles troubles, limites effacées, traînées radiaires sur la rétine. Au voisinage de la papille surtout vers la macula quelques plaques blanches en éventail, V : 14 Jaeger. Urine très *albumineuse*.

En octobre, accès *éclamptiques* durant vingt-quatre heures, après lesquels la vision baissa à tel point qu'elle ne reconnaissait plus les personnes dans la chambre. Au bout de quelques jours on *provoqua* l'accouchement et deux jours après l'accouchement eut lieu avec de nouvelles convulsions suivies de perte de connaissance qui dura quarante-huit heures.

Dix jours après, l'albumine avait disparu, la vüe s'était améliorée, mais on voyait encore des exsudats blanchâtres.

Cinq semaines après l'accouchement, OG V = 1, mais le fond de l'œil, s'était peu modifié.

Le 15 *septembre* 1872. — Un an après, l'auteur retrouva les restes de la figure stellaire, un certain retrécissement de vaisseaux: *les papilles* légèrement *décolorées*, V = 1.

Obs 77. — Brecht. — K..., 29 ans, mariée en juin 1871, se plaint de néphrite en septembre, peu après eut des accès *éclamptiques* et des troubles visuels et avorta le 16 novembre. Trois jours après, elle tomba dans un état comateux et se rétabli seulement le 15 décembre. Les troubles visuels étaient si grands qu'elle ne pouvait compter les doigts qu'à 6 centimètres. L'œil gauche présentait un rétrécissement du champ visuel en dedans.

L'état s'améliora : l'*albumine* et les œdèmes disparurent en mars 1872. L'amélioration de la vision continua puisqu'en juin 1872.

Examen le 25 septembre 1872. OD V = 15/20, champ visuel normal. OG V = 15/20, champ visuel retréci en dedans. OG : *papille très blanche* surtout dans sa moitié externe, artères rétrécies. Pigmentation périphérique, atrophie choroïdienne. OD : fond normal, sauf quelques pigmentations périphériques.

Obs. 78. — Callan. — H..., 23 ans, I-pare, albuminurique était en août dernier à deux mois de son terme quand elle devint complètement aveugle. On *provoqua* l'accouchement et trois jours après elle pouvait voir les gros objets. Deux mois après elle était très améliorée. OD V = 20/40. OG V = 20/70, *atrophie optique* avec quelques taches dans la région maculaire.

Obs. 79. — Chronis. — O..., 39 ans, VII-pare, rachitique. Réglée à 17 ans. Première grossesse en 1867, suites de couches normales. Deuxième grossesse en 1869, fausse couche de trois mois.

Troisième grossesse actuelle, entre le 27 février 1876 dans le service de Depaul. Dernières règles, 27 juin 1875. Aucun accident jusqu'au sixième mois. A partir du sixième mois, vomissements bilieux tous les matins, étourdissements. Céphalée frontale intense. Pas de troubles de la vue jusqu'au 25 février, jour où son état s'aggrava subitement.

Le 25 février, à 8 h. 1/2 du matin, la malade se rendant à son travail, est prise dans la rue d'un éblouissement subit et tombe sans connaissance. Deux nouvelles attaques dans la journée. Un médecin constate de l'*albumine* mais pas d'œdèmes.

A son entrée chez Depaul on trouve une quantité considérable d'albumine, pas d'œdèmes. La femme se plaint d'avoir un voile devant les yeux et accuse une céphalée intense.

Examen obstétrical. — HU : deux travers de doigts au-dessus de l'ombilic, sommet en O. I. G. A. Bruits du cœur perçus.

Le 2 *mars.* — La céphalée a disparu, mais la vision est très diminuée. Albumine : 2 grammes. Bruits du cœur fœtal disparus.

Le 3 *mars.* — Le trouble visuel devient encore plus intense.

Le 5. — *Examen ophtalmoscopique.* Pupilles égales, réactions normales OD V = 1/3 ; OG V = 0. La perception des couleurs, surtout du vert est très imparfaite. Fond : anémie légère de la rétine et de la papille. Pas d'infiltration : des taches hémorragiques en foyers disséminés et des taches blanchâtres apparaissent sur la rétine. Les unes rondes ou ovales, assez grandes, sont réparties autour de la papille (OG) et la macula ; d'autres, petites, en éventail, se trouvent entre les vaisseaux rétiniens.

Le 6 *mars.* — Même état. Albumine augmente. Le 8, amélioration. Poussée laiteuse indiquant la mort du fœtus.

Le 13. — Rupture des membranes et accouchement à minuit après huit heures de travail, d'un enfant mort et macéré. Délivrance naturelle. Fille de 1.280 grammes.

Le 15. — Bon état général : seule la vue reste mauvaise, élancements dans OG. La malade ne lit qu'avec peine et si on lui ferme OD, elle arrive à peine à distinguer les objets, même très rapprochés. Les urines contiennent moins d'albumine.

Le 20. — Très bon état général, mais même état de la vue. *Examen ophtalmoscopique.* — Mêmes lésions que précédemment. Aucun renseignement ultérieur.

Obs 80. — Chronis. — D..., 32 ans, I-pare, présente vers le sixième mois de sa grossesse un œdème subit de jambes, pas d'œdèmes de la face, ou d'autres parties du corps ; quinze jours après apparaissent des troubles visuels qui augmentèrent à tel point qu'en deux semaines, il est impossible à la malade de se conduire sans aide. A la suite d'une chute, *accouchement prématuré*, au septième mois, la vision reparut légèrement. *Albuminurie.* A son retour du Vésinet, l'acuité était : OD V = 1/10 ; OG V = 1/5. Légers flocons du vitré.

Obs. 81. — Commandeur et Gonnet. — C..., 31 ans, III-pare.

A 17 ans œdème malléolaire à l'occasion de la fatigue. A 30 ans, paralysie faciale droite qui disparaît rapidement. Pas de signes de syphilis.

Première grossesse en 1900, œdème des membres. Pas d'analyse d'urines. Accouchement à sept mois d'un enfant mort-né depuis la veille. Huit jours après : urines très *albumineuses*.

Deuxième grossesse en 1902. — *Albuminurie* : 6 grammes, accouchement à sept mois d'un enfant mort-né depuis quinze jours.

Troisième grossesse. — *Albuminurie* persiste ; n'a pas suivi de traitement. Entre à l'hôpital le 24 mai 1905. Grossesse de sept mois. Depuis un mois : céphalée, mouches volantes, xanthopsie, urines très albumineuses, pas d'œdème. Après le 22 mai ne sent plus remuer.

30 *mai* 1905. — A l'ophtalmoscope : papilles œdématiées, à bords flous, veines dilatées, taches nombreuses.

7 *juin.* — Accouchement spontané, macéré de 710 grammes.

27 *juin.* — OD : Gros exsudats blanchâtres disséminés dans la rétine ; çà et là hémorragies rétiniennes ; OG : Petite plaque exsudative et hémorragique en haut de la macula.

27 *juillet* 1905. — Toujours brouillards et flammes rouges devant les yeux OG : Papille normale, V = 1 ; OD : Segment temporal de papille blanchâtre, vaste nappe hémorragique péripapillaire. Macula entièrement tachetée V = Vq.

23 *mars* 1908. — Revient enceinte pour la quatrième fois de quatre mois et demi environ : *albumine* 0,50. Vision à peu près normale, quelques mouches volantes, quelques étincelles.

N'a pas été revue.

Obs. 82. — Commandeur et Gonnet. — 42 ans, VI-pare, *pas d'antécédents.* Cinq grossesses antérieures, enfants nés vivants, pas d'albumine. Grossesse actuelle, *albuminurie* dès le début (3 gr.) œdème blanc des membres inférieurs. A huit mois et demi, troubles oculaires, voit des taches noires, lumière devient pénible. Aggravation rapide. A l'entrée (13 sept.), presque aveugle, voit tout trouble, ne peut reconnaître les personnes auprès de son lit. Albumine : 5 grammes.

A l'ophtalmoscope ODG : 5 à 6 foyers d'hémorragies ou de placards blanchâtres, neuro-rétinite albuminurique bilatérale.

Mouvements fœtaux disparus. Pas de bruits du cœur.

18 *septembre.* — Comme les troubles oculaires, augmentent, on *provoque l'accouchement* avec une bougie de Krause. Accouchée le 20 septembre, d'un fœtus macéré de 1.720 grammes.

8 *octobre.* — Albumine : 1 gramme. Vision très améliorée. OD V = 1/10 ; OG V = 1/3, voit maintenant les barreaux de son lit.

15 *octobre.* — OD V = 5/6 ; OG V = 1.

Mars 1910. — ODG V = 1.

Obs. 83. — CRONYN. — 25 ans, II-pare, eut des troubles de la vue au huitième mois de sa première grossesse. *Albuminurie.*

La guérison survint après l'accouchement.

A la grossesse suivante, les mêmes phénomènes reparurent, mais un peu plus tôt, et amenèrent la cécité absolue. A l'ophtalmoscope : rétinique albuminurique typique. Malgré l'accouchement provoqué au huitième mois, la femme demeura *aveugle* et *mourut* trois mois après.

Obs 84. — CULBERTSON. — H. C..., 36 ans, I-pare, vint consulter au septième mois de sa grossesse pour sa vue. Les objets lui apparaissaient verts et elle voyait des lumières brillantes devant ses yeux. A l'examen ophtalmoscopique : neuro-rétinite albuminurique bilatérale. *Albumine* dans l'urine, cylindres hyalins, épithéliaux et granuleux et cellules épithéliales rénales en abondance. Étant donné la gravité du cas, l'accouchement fut *provoqué.* Le travail fut facile et sans convulsions, l'enfant vécut une semaine et mourut de pneumonie. Une semaine après la délivrance, l'albumine avait diminué de moitié. Mais elle ne pouvait encore compter les doigts qu'à 6 pouces. Après un traitement (strychnine, mercure) l'albumine diminua et cinq semaines après le travail, OD V = 5/30 ; OG V = 8/30.

Obs. 85. — DEHENNE. — A observé un cas absolument semblable à celui de De Lapersonne (voir plus loin). Il s'agissait d'une femme de 27 ans, arrivée au septième mois de sa grossesse absolument aveugle depuis quinze jours du fait d'une albuminurie. L'*accouchement artificiel* fut pratiqué, l'enfant vécut et la mère guérit de sa cécité en quelques jours. Les lésions de la rétine se résorbèrent avec une grande rapidité.

Obs. 86. — Daunay et Lequeux. — N..., 38 ans, III-pare. *Première grossesse :* accouchement laborieux, mort de l'enfant pendant le travail. *Deuxième grossesse :* trois semaines après l'accouchement, *albuminurie, amaurose ;* durée : un mois, régime lacté. Accouchement à terme d'un enfant bien portant. Les troubles visuels persistent quelques jours encore, puis vision normale.

Troisième grossesse actuelle. — Dernières règles fin mars ; pas d'albuminurie ; le 7 novembre cependant est mise au régime lacté. Le 30 novembre, dans l'après-midi, troubles visuels. *Albuminurie* abondante. Le 2 décembre : amaurose complète subite, ne distingue pas le jour de la nuit.

Le 5 décembre. — Grossesse de sept mois, enfant vivant. Pas d'œdème, léger subictère de la face. Pouls : 108 régulier ; TA = 26 à 27.

Examen oculaire. — Pupille ne réagit pas à la lumière, semble réagir à la convergence. ODG tableau de neuro-rétinite au début, papilles blanches, saillantes, à bords flous ; veines volumineuses et tortueuses, pas d'hémorragies. Quelques sensations subjectives de lumière.

Urines : 2.410 grammes par vingt-quatre heures ; albumine 4 gr. 96 par vingt-quatre heures ; 3.872.000 globules rouges : 13.600 globules blancs.

6 *décembre.* — TA = 25 à 26. Amaurose complète. Les pupilles ne sont pas en mydriase, réflexe lumineux aboli. OD papille toujours proéminente, veines volumineuses : OG vaisseaux flexueux, pas d'hémorragie rétinienne. Subictère plus accentué.

7 *décembre.* — Ni céphalée, ni œdème, secousses convulsives

des jambes. Subconscience. OD saillie papillaire a augmenté. OG exusdats rétiniens plus accentués, pas d'hémorragies.

8 *décembre.* — Urines sanglantes, vol. 2.225. Albumine 4 gr. 45 par vingt-quatre heures. Agitation, vomissements, ictère. TA = 22.

9 *décembre.* — Urine moins abondante. TA = 19.

10 *décembre.* — TA = 11 à 12, embarras de la parole; ptose légère de la paupière supérieure gauche, 3.200.000 hématies, 38.400 leucocytes.

Délire, langue sèche, agitation, expulsion d'un fœtus mort récemment.

4 *décembre.* — TA = 11 à 12. Inégalité pupillaire OD papille droite saillante, pas d'hémorragie, ni dans O. G.

12 *décembre.* — Ictère plus accentué, paralysie faciale gauche, paraplégie. *Mort.*

Obs. 87. — Deval. — Femme enceinte de cinq mois, albuminurique, presque aveugle, vint consulter Deval qui constata à l'ophtalmoscope une rétinite avec amas jaunâtres dispersés sur la rétine et autour de la papille. Depuis l'accouchement, la résorption est effectuée, les papilles sont démasquées, sauf en quelques points encore encombrés par des dépôts graisseux.

La malade ne conserve plus qu'un *scotome fixe* par rapport à l'axe de la vision et qui donne lieu à une interruption du champ visuel. Urines n'ont plus que des traces d'albumine.

Obs. 88. — Dufoix. — A observé un cas de rétinite albuminurique chez une femme enceinte V = 0. L'accouchement *provoqué* amène en peu de jours le rétablissement progressif et rapide de l'acuité visuelle, jusqu'à la normale.

Obs. 89. — Emrys-Jones. — S. W..., 25 ans, I-pare, se plaignit de la vue trois semaines avant son accouchement. OD V = 18 6/0; OG V. = 16 6/0, pupilles dilatées. A l'ophtalmoscope: OD papille pâle à bords nets, veines distendues. Nombreux exsudats blanchâtres péripapillaires et s'étendant dans la région maculaire. OG papille à bords moins nets, taches plus nombreuses et plus étendues, surtout dans la région maculaire qui présente deux à trois petites hémorragies. Urine pâle très *albumineuse*. D. : 1017. Perdue de vue.

Obs. 90. — Emrys-Jones. — L. T..., 38 ans, VIII-pare, quatre enfants vivants, et quatre fausses-couches, la dernière il y a quinze jours. Urines très *albumineuses*. OD V = 1 6/24 ; OG V = 4 6/60. A l'ophtalmoscope, ODG : nombreuses taches blanches périmaculaires et dispersées sur toute la rétine, ainsi que des taches hémorragiques. Deux mois après, très améliorée, mais urines encore très albumineuses.

Obs. 91. — Emrys-Jones. — H. E..., 37 ans, cinq enfants, le dernier en février. Consulte, le 3 mars 1878. Durant sa dernière grossesse s'est plainte de douleurs lombaires et de troubles visuels. OD V = 1 6/12. OG V = 19 6/0. A l'ophtalmoscope OD normal ; OG nombreuses taches blanches maculaires. *Albuminurie* abondante.

Revue en septembre 1882. Exsudats et taches blanches complètement disparus. Papille un peu plus pâle à gauche qu'à droite. Albuminurie disparue.

Obs. 92. — Emrys-Jones. — A. G..., 32 ans, consulte, le 27 septembre 1881. A perdu l'œil gauche à la suite d'un accident. OD a eu une bonne vision jusqu'à il y a trois semaines : depuis ce temps, sa vue se trouble. OD V = 1 6/9. A l'ophtalmoscope, nombreux exsudats et hémorragies ponctiformes périmaculaires. *Albuminurie.* Accouchement trois semaines plus tard. L'enfant ne vit que quinze jours. Un mois après, OD V = 1 6/6,exsudats et hémorragies presque entièrement disparus. Encore une trace d'albumine.

Obs. 93. — Emrys-Jones. — E. W..., 25 ans, III-pare, enceinte de sept mois. OD V = 20 6/0. OG V = 20 6/0. Nombreux exsudats blanchâtres et hémorragiques ODG *Albuminurie* abondante. Accouchement normal. La vue s'améliore après l'accouchement.

Obs. 94. — Emrys-Jones. — M. H..., 43 ans, V-pare. Consulte, le 25 novembre 1881. En août dernier devient enceinte et quelques temps après sa vue se trouble. OD V = 16 6/24 ;

OG V = 16 6/12. A l'ophtalmoscope neuro-rétinite avec exsudats très marqués et hémorragies. *Albuminurie* abondante. Non revue depuis.

Obs. 95. — EMRYS-JONES. — E. J..., 29 ans, II-pare, un enfant mort-né. Le deuxième né, il y a deux mois, a vécu deux jours. Troubles de la vision une semaine avant l'accouchement. OD V = 10 6/18 ; OG V = 10 6/36. A l'ophtalmoscoque nombreux exsudats et hémorragies autour de la macula. ODG *Albuminurie* abondante. Un mois après acuité normale, taches disparues.

Obs. 96. — EUTENAUER. — K. H..., 38 ans, pas d'antécédents familiaux, bonne santé habituelle et grossesses normales. Léger œdème des jambes à la cinquième grossesse.

Le dernier accouchement a eu lieu le 25 novembre 1894, et trois semaines auparavant s'est plainte de brouillards devant les yeux.

Examen le 30 *décembre* 1894. — Matité cardiaque augmentée, 2e bruit claquant, pas d'œdème, *albuminurie* < 1/2 °/oo.

OG : papille pâle sans limites nettes. Artères rétrécies, blanchâtres ; rétine trouble dans son voisinage. Foyers blanchâtres à contours indéterminés. Hémorragies récentes, figure stellaire typique dans la région maculaire.

OD : Lésions moins accusées. Hémorragies, taches blanches s'y rencontrent également.

OD V = 6/36; OG V : Doigts à 3 mètres.

7 *juin* 1895. — Malade quitte la clinique.

Champ visuel, OG plus étroit que OD Pas de scotome à droite, à gauche nombreux petits scotomes illimitables au voisinage du point de fixation.

Les limites pour les couleurs étaient très rétrécies et inégalement à gauche.

13 *mars* 1895. — Amélioration sensible. Douleurs dans les membres.

OD V = 20/50; OG V = 20/100. Pas d'albumine.

OD : Papille encore pâle, figure stellaire disparue, peu d'exsudats blanchâtres; OG : Papille très pâle nettement limitée, le reste de la rétine encore trouble, plusieurs taches dans la région maculaire, étoile encore visible.

26 *mars* 1895. — OD V = : 6/12; OG = 6/36, fond non modifié.

24 *avril* 1895. — OD : Peu de taches blanches. V. : > 6/12. OG : Encore quelques taches. V. : 6/18.

18 *juin* 1895. — OD : Foyers récents de choroïdite à la périphérie, pigmentation. OG : Décoloration atrophique du nerf optique.

20 *avril* 1896. — Bon état général. OD V = 6/8 ; OG = 6/18 : Papille pâle plus à gauche qu'à droite, vaisseaux blanchâtres, encore quelques exsudats. Les vieux foyers de choroïdite périphérique sont encore visibles.

28 *juin* 1900. — OD V = 6/8; OG = 6/24. OG : Papille blanche et nettement limitée, artères étroites. OD : Papille moins blanche.

Champ visuel ODG : Moins rétréci qu'autrefois.

Obs. 97. — Eutenauer. — M.-H., 35 ans, pas d'antécédents héréditaires, bonne santé habituelle, neuf grossesses antérieures.

Actuellement dixième grossesse (8e mois), œdème des jambes depuis neuf mois, albuminurie ; il y a douze jours, affaiblissement subit de la vision.

1er *octobre* 1891. — OD V = doigts à 75 centimètres; OG V : doigts à 1 m. 25. OD G : papille entouré d'un trouble blanchâtre qui s'étend vers la périphérie le long des vaisseaux. Nombreux exsudats blanchâtres.

Léger œdème des membres inférieurs. Urine 3-4 ‰, d'albumine : 1.200 à 1.400 centimètres cubes.

A ressenti les premières douleurs le 14 octobre. Un médecin a fait l'accouchement d'un enfant mort. La mère se sent mieux amélioration visuelle.

3 *novembre*. — OD V = doigts à 1 m. 50 ; OG V = doigts 4 mètres. OG, champ visuel rétréci de tous côtés, surtout en haut et en dehors. OD, champ visuel plus rétréci. A l'ophtal-

moscope : ODG, le trouble blanchâtre qui entourait la papille est presque complètement disparu. Papille rosée. Çà et là quelques taches pâles isolées.

29 *novembre* 1891. — OD V : doigts à 4-5 mètres; OG V : 20/200 à 20/100. Champ visuel s'est élargi.

Urines, 1/4 °/₀ d'albumine.

5 *février* 1900. — (8 années plus tard), la malade revient à la clinique pour une kératite de OD.

OD V = doigts à 2 mètres (sans doute à cause de kératite) : OGV = 6/7,50. ODG *papille atrophique* gris blanchâtre, artères rétrécies. Champ visuel :

O. G.		O. D.
30	Supérieur	30
15	Supéro-interne	15
45	Interne	35
50	Inféro-interne	35
30	Inférieur	35
80	Inféro-externe	60
40	Externe	45
45	Supéro-externe	45

Couleurs perçues des deux côtés, à gauche, plus loin qu'à droite, le vert seulement dans un rayon de 5 degrés.

15 *février* 1900. — Même acuité et même état du fundus. Dans ce cas, la rétinite a eu un bon pronostic, quoique la femme ait eu encore cinq grossesses. Les altérations pathologiques de la rétine ont disparu, il persiste seulement une teinte atrophique de la papille.

Obs. 98. — Fischel. — 28 ans, I-pare, au huitième mois de sa grossesse. Avait été, il y a six semaines, en traitement chez de Graefe pour nystagmus et strabisme. Il y a quinze jours, elle remarqua subitement qu'un soir au théâtre elle ne voyait pas distinctement. Elle ne pouvait arriver à mettre sa jumelle au point et voyait tout indistinct. Quand Fischel la vit elle ne pouvait ni lire, ni écrire et pouvait à peine reconnaître les objets volumineux. L'urine contenait de l'*albumine* en grande quantité ; quelques cylindres hyalins, des globules blancs et rouges. Pas d'œdèmes.

L'examen ophtalmoscopique montra le tableau de la rétinite avec grandes plaques blanches qui s'étendirent le lendemain et devinrent confluentes. Malgré un traitement diaphorétique, la rétinite faisait chaque jour des progrès et un léger œdème se montrait aux extrémités. Laisser la grossesse se prolonger pendant six à sept semaines exposait la femme à devenir aveugle ; on résolut donc de *provoquer* l'accouchement. On obtint un enfant vivant de huit mois, qui mourut quelques heures après.

La mère s'améliora lentement. L'œdème des extrémités disparut rapidement. Mais l'urine et les yeux restèrent stationnaires. La vision subjective s'améliora un peu au bout de huit jours. La malade pouvait lire avec difficulté. Mais les plaques rétiniennes persistaient encore au bout de la troisième semaine, bien que diminuées. Plusieurs mois après, la malade envoya de ses nouvelles, elle était complètement rétablie.

Obs. 99. — Foerster. — II-pare, quatre semaines après le *premier accouchement* eut une rénitite albuminurique très marquée, puis les lésions rétiniennes et la vision s'améliorèrent. Un an et demi après, aux derniers mois d'une *deuxième grossesse*, la femme eut des accès *éclamptiques*, elle accoucha prématurément et fut complètement *aveugle* après 7 accès éclamptiques. Foerster la vit trois semaines plus tard, les lésions étaient déjà en régression : papilles très blanches, limites floues, vaisseaux rétrécis : V = 0. Au bout de trois semaines, OG perçut autour du point de fixation une petite zone qui s'agrandit dans les mois suivants : sept mois après l'accouchement les deux papilles étaient blanc crayeux, nettement limitées, vaisseaux rétrécis, aucune trace de dégénérescence graisseuse, OD. : *Cécité* ; OG V = 2/3.

Obs. 100. — Freyer. — Troubles visuels au sixième mois de sa grossesse. Neuro-rétinite typique. *Albuminurie* abondante. Pas d'autres signes de néphrite. L'accouchement n'est pas provoqué, malgré les conseils; perte rapide de la vision. Après l'accouchement, *atrophie optique* V = 0.

Obs. 101. — Furst. — 24 ans, III-pare, crises d'éclampsie au *premier accouchement ;* guérison. Dans la deuxième moitié de la *deuxième grossesse*, anasarque, céphalée, troubles visuels avec rétinite. *Albuminurie* abondante avec cylindres, crises d'*éclampsie* à l'accouchement; guérison. *Troisième grossesse*, rétinite augmente, V = doigts à 2 à 4 mètres. Crise grave d'*éclampsie* à l'accouchement. Huit jours dans le *coma*. *Anurie*. Quand la femme revient à elle, elle est complètement aveugle: pupilles immobiles, dilatées, la femme vécut *aveugle* pendant environ neuf mois et *mourut* au début d'une quatrième grossesse.

Obs. 102. — Galezowski. — A.S...,28 ans, I-pare, pas d'antécédents, enceinte depuis sept mois, présenta en juin 1865 un trouble marqué de la vue dans les deux yeux. La vision s'affaiblissait à certaines heures de la journée et revenait un peu.

A l'examen. — Rétinite albuminurique des deux yeux. Papille rouge et injectée; rétine parsemée d'exsudats blanchâ tres La malade ne pouvait lire que le n° 12. Elle ne distinguait pas la couleur jaune.

Œdème des jambes depuis deux mois, puis au niveau des bras et face. Le 29 juin, elle accoucha d'un enfant vivant.

La vue s'améliora rapidement et vers la fin de juillet, un grand nombre de taches rétiniennes avaient disparu.

Malade revue au bout d'un an, guérison complète des deux rétines qui n'ont pas conservé les moindres traces d'anciennes lésions.

Obs. 103. — Germann. — X..., 25 ans, II-pare, anémique, amaigrie, vint consulter le 23 mars: pupilles dilatées au maximum, sans réaction, bonne projection lumineuse. V = mouvements de la main devant les yeux. A l'ophtalmoscope; rétinite albuminurique typique avec nombreuses hémorragies noirâtres.

Albuminurie. Au début de février, quinze semaines avant l'accouchement, œdèmes des extrémités et des grandes lèvres. La femme dit qu'elle s'est réveillée aveugle après une nuit agitée, le 3 mars.

L'auteur conseille l'accouchement immédiat : conseil suivi et accouchement spontané le 11 mars d'un enfant mort.

Pas de renseignement sur la suite.

Obs. 104. — Guérin-Valmale. — Observa une femme qui, après de nombreuses crises d'*éclampsie*, présenta une rétinite albuminurique typique: larges plaques blanchâtres très étendues,pas d'hémorragies. La femme fut longue à recouvrer l'usage de ses yeux et encore d'une façon imparfaite.

Obs. 105. — Guiot.— Chez une femme guérie depuis quelque temps d'une *albuminurie* gravidique, Guiot a constaté un état particulier du fond de l'œil. Les papilles sont décolorées et leur pâleur tranche fortement sur le fond, les vaisseaux sont amincis : on dirait eu un mot une *atrophie optique* en cours d'évolution et déjà avancée. Cela existe des deux côtés mais il y a en plus à gauche quelques plaques blanches d'atrophie dans la région maculaire. Point de vestiges de foyers hémorragiques La vision a subi une réduction sensible, mais elle est, au dire de la malade, en voie de relèvement. Actuellement V = 1/4 S. A.

Obs. 106. — Grœnouw.— A vu une femme, XI-pare, qui avait accouché dix fois normalement. Pendant sa *onzième grossesse* apparurent au cours du huitième mois des troubles visuels. A l'ophtalmoscope : rétinite albuminurique typique. L'accouchement d'un enfant à terme survint cinq semaines plus tard, mais ce temps avait suffi à produire de graves lésions de rétinite et la malade resta pratiquement *aveugle*.

Obs. 107. — Hamburger. — 20 ans, I-pare, presque aveugle d'un œil de naissance, présenta, en novembre 1906, quatre semaines avant la naissance de son premier enfant des troubles brusques de la vue de son autre œil. V = 1/10. A l'ophtalmoscope : hémorragies très marquées de la région moyenne de la rétine. L'urine contenait quelques traces d'*albumine*.

En raison de cet état de la vision, on décide d'interrompre

immédiatement la grossesse. Bumm fit deux jours après une césarienne vaginale : mère et enfant vivants.

Cinq semaines après, la vue était redevenue normale. Il ne reste plus au niveau de la macula qu'un léger dépôt pigmentaire à peine perceptible.

Obs. 108. — Hobby. — S..., 39 ans, VII-pare, vient consulter en décembre 1881. Dans sa sixième grossesse, deux ans auparavant, elle remarqua que sa vue baissait progressivement surtout de OG jusqu'à ce qu'elle devint complètement aveugle. Après un accouchement normal elle guérit de ces troubles.

A sa septième grossesse actuelle, elle s'aperçoit au quatrième mois que sa vue s'était de nouveau altérée des deux côtés. V = doigts à 6 pouces. A l'ophtalmoscope : neuro-rétinite albuminurique typique. *Albumine* abondante dans l'urine.

Huit jours plus tard, l'acuité avait diminué de 6 %.

Hobby préconisa l'interruption de la grossesse : la malade refusa et évolua jusqu'à terme. Elle *mourut* dans une crise d'*éclampsie* après avoir accouché artificiellement d'un fœtus mort.

Obs. 109. — Hobby. — V..., 43 ans, mère de sept enfants, sans antécédents, albuminurique, présenta des *convulsions* pendant son accouchement il y a sept semaines. Elle fut accouchée artificiellement d'un enfant vivant et après avoir repris connaissance, elle constata qu'elle était aveugle. Cette cécité fut attribuée par le médecin à une rétinite albuminurique. Hobby constata en effet ultérieurement les lésions de rétinite avec OD V = 20/50 ; OG V = 20/70. L'urine ne contenait plus d'albumine. Deux mois après, la vision était meilleure, les exsudats plus faibles. OD V = 20/40 ; OG = 20/30.

Obs. 110. — Howe. — Le 30 juillet 1883 il fut consulté par une femme qui, six mois auparavant alors qu'elle était enceinte de trois mois, présenta des troubles de la vue. En janvier elle ne pouvait plus lire, en avril elle était complètement aveugle. *Albuminurie.* A l'ophtalmoscope : rétinite. L'avortement provoqué fut jugé nécessaire en raison de la gravité de la situation, mais un médecin du voisinage opposant des raisons légales à cet avortement, celui-ci fut différé. Heureusement la nature lui vint en aide et l'*avortement* il eut lieu au huitième mois avec des convulsions. La *cécité* persiste.

Obs. 111. — Howe. — Fut consulté le 4 avril 1883 par une femme qui avait perdu la vue depuis deux ans par albuminurie ; alors qu'elle était au septième mois d'une grossesse, la vision commença à baisser et devint petit à petit presque nulle. Le 24 mars 1883 elle fit une fausse couche : la vue s'améliora ensuite et elle pouvait lire les gros caractères 10 Jaeger.

Malheureusement elle redevint enceinte et la vue baissa de nouveau au sixième mois elle était virtuellement *aveugle*. Une fausse couche survint au huitième mois, mais le retour à la vue ne fut que très imparfait OD V = doigts à 6 pieds ; OG V = doigts à 50 pouces. Elle *mourut* des suites de l'albuminurie à la fin de mars 1884.

Obs. 112. — Ingalls. — M..., 26 ans, III-pare. Grossesses antérieures : un avortement au cinquième mois, puis un enfant bien portant à terme, pas d'albumine. Au sixième mois de sa troisième grossesse, on trouva de l'*albumine* et la femme accoucha prématurément au septième mois. La vision était jusque-là normale et le lendemain de l'accouchement la vue commença à baisser et en l'espace de quarante-huit heures la cécité devint complète. La femme ne voyait pas une lampe allumée. Cet état dura près d'un mois et la vue commença à s'améliorer.

A l'examen ophtalmoscopique, neuf semaines après l'accouchement, OD : rétinite typique V = 15/100. OG a quelques taches jaunes blanchâtres dans la région maculaire, V = 15/40. Quelques mois plus tard, la malade affirma qu'elle voyait aussi bien qu'auparavant.

Obs. 113. — Ingalls. — M..., bonne santé antérieure. Durant sa grossesse rien de particulier jusqu'à la fin du huitième mois, où elle présente de l'*albuminurie*. Celle-ci augmente rapidement jusqu'à la fin du neuvième mois, quand la femme accoucha d'un gros enfant (10 livres).

La vue avait toujours été normale jusqu'à quelques heures

après la naissance de l'enfant qui survint quatre semaines avant l'attente. Elle s'aperçut alors qu'elle ne pouvait plus discerner les objets qui se trouvaient dans sa chambre.

Quelques jours après, la vision commence à s'améliorer, à l'ophtalmoscope OD normal V = 15/15, OG : légère pâleur de la papille. Dans la région maculaire, deux petites taches. V. : 15/30. Quinze jours après, les taches avaient entièrement disparu V. : 15/20.

Obs. 114. — Jack. — Vit une jeune femme, I-pare, trois mois après son accouchement. Elle a eu des manifestations visuelles durant sa grossesse, mais peu dangereuses. A l'examen, OD montrait une rétinite albuminurique typique, mais il y avait eu une névrite optique intense, car il persistait une *atrophie* avancée du nerf, avec taches dégénératives de la rétine ; OG était absolument sain. Au moment de l'examen il n'existait plus d'albumine dans l'urine.

Obs. 115. — Jacobi. — M..., 33 ans, III-pare, mariée depuis treize ans. *Première grossesse* aussitôt après son mariage, avortement criminel au troisième mois, et depuis souffre d'une métrite chronique. Contracta la syphilis il y a quatre ans. A la *deuxième grossesse*, accouche, à huit mois, d'un macéré.

Un an après, accouche à terme d'un macéré. Après traitement elle redevient enceinte. D.R. : 20 octobre 1902. En avril 1903, céphalée, et un mois après : vomissements, dyspnée, palpitations, diplopie, troubles de la vue. *Albumine* abondante et urée diminuée. A l'ophtalmoscope, rétinite albuminurique. Une paralysie faciale droite se développe.

On *provoque* aussitôt l'accouchement. Garçon de 3 livres 5 onces qui vécut deux semaines (ne présentait aucun signe de syphilis). Les vomissements, céphalée et autres manifestations urémiques disparurent. La vision qui était devenue telle qu'elle ne pouvait reconnaître les gens, s'améliora et une semaine après la femme put lire les gros caractères.

La paralysie faciale disparut en six semaines. Un faible degré d'albuminurie persiste toujours le 20 juillet.

Obs. 116. — Kristeller. — G. B..., 24 ans, vient consulter pour sa vue le 25 octobre 1899. *Première grossesse* en 1895. Enfant mort à dix-huit semaines de convulsions. *Deuxième grossesse*, 21 décembre 1898, accouchement prématuré, sept mois et demi, enfant mort. *Troisième grossesse*, D. R. 5 avril 1899, céphalées violentes et fréquentes, vomissements répétées, urines abondantes depuis trois semaines. Il y a vingt jours que la malade remarqua que sa vue baissait et depuis huit jours il y a une aggravation manifeste.

État actuel : 25 *octobre* 1899. — Urines fortement *albumineuses*. Bruits du cœur normaux. 2e bruit aortique claquant. Quelques gros râles de bronchite. Grossesse d'environ six mois.

Examen ophtalmoscopique. — OD = Limites de la papille complètement effacées. Trouble blanchâtre de la région. Veines dilatées et tortueuses du côté temporal de la papille. Gros foyer blanchâtre qui englobe la macula; nombreuses hémorragies ponctiformes en dedans de la macula. La périphérie de la rétine paraît normale.

OG = Même aspect, exsudats blanchâtres moins étendus, cantonnés vers la région temporale de la papille y compris la macula.

OD V = doigts à 50 centimètres; OG V = doigts à 75 centimètres.

29 *août*. — L'examen de l'urine montre une grande quantité d'albumine, des cylindres épithéliaux et hématies. Vomissements quotidiens prolongés. Apyrexie. On provoque aujourd'hui l'accouchement.

17 *septembre*. — Les vomissements ont cessé après l'accouchement. Albumine 1/2 °/₀₀, nombreuses hématies dans le sédiment, pas de cylindre. D. : 1012; 1.800 centimètres par vingt-quatre heures.

Fond de l'œil ne présente pas de modifications, sauf quelques nouvelles hémorragies, les artères disparaissent presque complètement en certains points au niveau des exsudats blanchâtres. OD G : doigts à 25 et 50 centimètres. Repos au lit ; iode et injections sous conjonctivales de sérum.

10 *octobre*. — La papille n'offre plus l'aspect névritique, mais montre les signes d'une atrophie commençante. De nombreuses hémorragies sont encore visibles. Albumine stationnaire, quelques cylindres.

OD. : Doigts à 2 mètres ; OG. : Doigts à 1 mètre. Champ visuel normal pour le blanc.

22 *octobre*. — OD. : Doigts à 5 mètres ; OG. : Doigts à 4 mètres. Les taches blanches sont moins nombreuses ; irrégularités de calibre des vaisseaux. Plusieurs hémorragies nouvelles en flammèches et ponctiformes surtout à la périphérie.

27 *octobre*. — ODG V = 5/50. La malade sort avec une ordonnance d'iodure de potassium.

21 *novembre*. — La malade revient à la clinique. OD V = Doigts à 5 centimètres ; OG V = Doigts à 4 centimètres 1/2. Nombreuses hémorragies nouvelles en raies, surtout : OD. Artères très rétrécies. Hypertrophie cardiaque manifeste.

23 *novembre*. — Artères transformées en cordons blancs avec un fin filet rouge central. Veines variqueuses montrant des interruptions. La malade quitte l'hôpital.

Obs. 117. — Kristeller. — J... 29 ans, bien portante jusqu'alors. S'est mariée il y a 6 ans.

Première grossesse normale au bout de dix mois. *Deuxième grossesse* l'année suivante. Six semaines *ante partum*, *albumine*, troubles de la vue qui persistèrent jusqu'à la fin de la grossesse. Amélioration après l'accouchement et quatorze jours après elle pouvait lire et écrire. La vision demeure cependant moins bonne. Il y a vingt mois *accouchement provoqué* au cinquième mois parce que, au début d'une *troisième grossesse*, affaiblissement de la vue avec forte métamorphopsie. Le dernier mois, la vision était si faible qu'elle ne pouvait plus lire. Après l'avortement il y eut encore une aggravation à laquelle succéda une amélioration visuelle, et il y a un an la malade pouvait écrire, lire le journal.

La malade alla alors à Nordency et prit des bains froids qui amenèrent une aggravation notable.

9 *août* 1899. — Examen opthalmoscopique : Vaisseaux régulièrement rétrécis sans oblitération. Atrophie de la rétine et de la papille. OG : Amaurotique ; OD . Doigts à 1 m. 50. Traitement : Kl.

27 *novembre*. — OG: Amaurotique OD : Doigts à 2 mètres.

La malade sort sans amélioration.

Obs. 118. — De Lapersonne. — Femme, au sixième mois d'une grossesse présente brusquement un abaissement visuel : en quelques jours, la malade ne pouvait plus se conduire.

Papille œdémateuse, vaisseaux tortueux, taches hémorragiques et exudats couvrent une grande partie de la rétine.

En même temps, surviennent des phénomènes généraux graves, céphalée intense, embarras de la parole, qui font craindre d'un moment à l'autre l'apparition de l'encéphalopathie urémique, on *provoque* l'accouchement. La quantité d'*albumine* qui était de 16 à 20 grammes en vingt-quatre heures tomba presque aussitôt à 2 grammes. La guérison de la neuro-rétinite fut très rapide : l'œdème papillaire a disparu et le nerf optique a repris sa coloration normale. Les taches hémorragiques et les exsudats rétiniens se sont résorbés, il ne reste plus que quelques plaques atrophiques et une pigmentation un peu abondante : V. : 1/5, champ visuel normal.

Obs. 119. — Lentze. — M. H..., 28 ans, trois grossesses normales. Au cours de la quatrième grossesse début de 1892 a eu *albuminurie*, de l'œdème des pieds et des troubles de la vue qui ne disparurent pas après l'accouchement.

Examen : septembre 1893. — OD : Nombreux flocons du vitré, papille trouble à bords effacés, nombreux pigments noirs de la rétine et de la choroïde et nombreux exudats blanchâtres et quelques taches brunes dans la région maculaire.

OG : reste de kératite interstitielle (depuis l'enfance), trouble du vitré, chorio rétinite et névrite, comme à droite. Albuminurie légère.

OD : doigts à 4 mètres ; OG : doigts à 1 m. 50.

4 décembre 1893. — Pas d'albumine. OD : doigts à 1. m. 50 ; OG : doigts à 1 mètre.

25 octobre 1897. — Se présente de nouveau à la clinique. A eu deux nouvelles grossesses sans rien d'anormal. On retrouve la vieille choroïdite avec de grands foyers maculaires sans signes nouveaux de rétinite albuminurique.

OD : doigts à 1 mètre sans amélioration par les verres ; OD : doigts à 4 mètres + 1 m. 50.

En somme *cécité* presque complète.

Obs. 120. — Lentze. — H..., 40 ans. Consulte, le 18 janvier 1894. On trouve une rétinite albuminurique bilatérale avec foyers caractéristiques dans la région maculaire mais sans modification de la pupille et sans hémorragies, affection déjà en voie de régression. Début plus marqué quatorze jours avant la naissance de son enfant survenue il y a six semaines. Urines : 0 gr. 50 par litre d'*albumine*. ODG V = 6/15.

En *mars*. — OD V = 6/10 ; OG V = 6/9.

Obs. 121. — Lentze. — X..., sept mois après la naissance d'un enfant mort, l'examen du fond de l'œil montra les foyers blanchâtres typiques de la région maculaire, mais sans formation stellaire ; des deux côtés, papilles blanches atrophiques et calibre irrégulier des vaisseaux rétiniens.

Traces *d'albumine* dans l'urine.

OD V = doigts à 2 m. 50 ; OG V = 6/24. Pas d'amélioration par les urines.

Obs. 122. — Lop. — Femme, 37 ans, V-pare, mise au lait dès le sixième mois, en raison de troubles *albuminuriques* graves. Au huitième mois (le 23 août 1903), on constate une orthopnée complète : la face est œdématiée. L'acuité visuelle est presque réduite à néant par suite d'une double rétinite albuminurique. Œdème généralisé.

Albumine : 4 grammes pour 225 grammes de liquide. Pouls petit, filiforme, intermittent ; œdème pulmonaire, malgré une saignée large et un régime sévère, aucune amélioration ne survint.

Le 27 août. — La vue s'obscurcit de plus en plus.

Le 28 août. — On décide *l'accouchement prématuré* par le procédé de Krause. Le lendemain, accouchement de deux jumeaux vivants. Assez bonnes suites de couches ; la vue s'améliore chaque jour progressivement.

Mais le 30 septembre débutent les symptômes du *tétanos* qui emportent la malade le 3 octobre.

Obs. 123. — Lutz. — Femme, 26 ans, II-pare, bien portante jusqu'à son accouchement. Quatre jours après l'accouchement, sa vue baissa, en même temps qu'elle se plaignait de violentes céphalées. Avec la disparition de celles-ci, la vision s'améliora légèrement.

7 *novembre* 1881. — Quatre semaines après l'accouchement, la malade est pâle, anémiée. Urines très *albumineuses*.

OD V = 5/60, couleurs reconnues à 1 mètre, le vert plus rapproché ; OG V = 1/60, vert non reconnu, les autres couleurs très rapprochées. A l'ophtalmoscope : milieux clairs OD. papille grisâtre, trouble péri-papillaire, exsudats stellaires blanc grisâtres, dans la région maculaire, petites hémorragies, périphérie normale. Artères fines, veines dilatées et tortueuses. OG trouble papillaire plus accentué, nombreux exsudats maculaires, petits et grands, quelques hémorragies.

10 *novembre*. — Trois jours plus tard, hémorragies plus rares. OD V = 5/18 ; OG V = 5/24.

16 *novembre*. — Exsudats plus petits, trouble diffus de la rétine moins intense.

La malade n'est plus revue.

Obs 124. — Macnamara et Potter. — Femme de 36 ans, III-pare, mariée depuis huit ans, pas d'antécédents, sauf des céphalées fréquentes. Au sixième mois de sa grossesse, vers le 1er avril, elle fut prise d'une baisse subite de la vision qui augmenta si bien que le 12 avril, OD V = 0 ; OG V = n° 8 Snellen à 11 pouces. *Albuminurie*.

A l'examen ophtalmoscopique neuro-rétinite, nombreux exsudats blanchâtres, bords papillaires flous, veines élargies, taches hémorragiques.

Considérant que la laisser aller à terme serait dangereux, Macnamara prie Potter de *provoquer* l'accouchement qui eut lieu sans incident le 23 mai. Urines encore albumineuses.

Six mois après, OD V = 15 Snellen ; OG. 11 Snellen à 6 pouces, et taches et hémorragies avaient disparu dans les deux yeux. Traces d'albumine.

Obs. 125. — Maxwell. — Femme, 34 ans, multipare, a eu des antécédents familiaux et personnels d'éclampsie puerpérale. Elle est prise au septième mois de sa grossesse de *convulsions*, de céphalée, de troubles de la vue. A l'examen ophtalmoscopique, O. D. : vaisseaux tortueux au voisinage de la papille qui était rouge et ne pouvait être distinguée du reste de la rétine, petite tache blanche dans la région maculaire. Même aspect à gauche, mais sans tache blanche. *Albuminurie*, nombreux cylindres granuleux. Onze jours après, survint le travail de l'accouchement, l'enfant était mort depuis quelques jours. Suites bonnes. L'albumine diminua rapidement et la vision revint également.

Obs. 126. — Mac Caw. — Vit T..., 26 ans, I-pare, trois mois après la naissance de son enfant. Elle raconte que vers le cinquième mois de sa grossesse, ses membres commencèrent à enfler et en même temps sa vue se troubla et s'accompagna de céphalées violentes qui augmentèrent d'intensité six semaines avant l'accouchement. Pas d'examen d'urine. La vision baisse progressivement depuis la naissance de l'enfant et quand l'auteur la vit : OD V = 20/40 ; OG V = 20/70. A l'ophtalmoscope : rétinite albuminurique très marquée, ODG ; mais le processus actif semblait avoir disparu.

Obs. 127. — Monthus. — E..., 26 ans, I-pare, *albuminurique*, devint enceinte. Comme elle ne supportait pas le régime lacté approprié et que son état s'aggravait, Potain et Ribemont-Dessaigne *provoquent* l'accouchement au huitième mois. L'enfant né vivant n'a pas survécu. Alors que l'accouchée gardait le lit, elle est prise d'une double phlegmatia, suivie bientôt d'une double amblyopie, telle que la malade ne distingue plus le jour de la nuit. PANAS constate alors une rétinite albuminurique double avec saillie papillaire à bords indistincts. Stries blanches autour du disque optique et au niveau de la macula, on constate la formation stellaire blanchâtre caractéristique. Malgré ce type rare de rétinite post-gravidique, PANAS porte un pronostic bénin. Au bout de trois semaines en effet, la malade commence à apercevoir la clarté de la lumière, puis à compter les doigts ; au bout de trois mois, l'acuité est normale.

Revue un an plus tard, la malade n'éprouvait aucune gêne oculaire. Malgré cela, l'ophtalmoscope montrait que si la rétine était redevenue normale, les papilles étaient lavées et blanches comme des papilles atrophiques. Les vaisseaux étaient normaux.

Obs. 128. — MONTHUS. — L..., 29 ans, I-pare. Entre à la maternité de l'Hôtel-Dieu le 13 février 1902.

Le 15 *février.* — Expulsion d'un œuf complet du poids de 470 grammes. Urines *albumineuses.*

La malade accusant une diminution de la vision, surtout pour la lecture, on pratique un examen le 17 février. OG : Rien de particulier. OD : Deux taches exsudatives dans la région péri-papillaire, aspect flou de la papille. Pas d'hémorragies.

23 *février.* — Les taches constatées n'existent plus ; l'aspect de la papille est à peu près normal. Bonne acuité.

Obs. 129. — MONTHUS. — M. D..., I-pare. Entrée à l'Hôtel-Dieu le 11 décembre 1901 pour une grossesse de huit mois. *Albuminurie.*

A 6 heures du soir crises *d'éclampsie* de deux à trois minutes, suivies de coma, accouchement au forceps.

Le 14 *décembre.* — La malade se plaint de brouillards devant les yeux.

A l'ophtalmoscope, léger trouble des papilles. Quelques hémorragies mais très petites, disséminées autour des régions papillaires. Pas de taches exsudatives.

Revue deux semaines plus tard, les troubles rétiniens ont disparu, sauf quelques petites taches pigmentaires peu étendues. V = 5/5.

Obs. 130. — MOORE. — Femme, 48 ans, XII-pare; aucun symptôme oculaire durant les grossesses précédentes. Trois semaines avant son accouchement, elle prit froid, a grelotté et depuis elle s'est sentie mal à son aise, et s'est plaint de troubles visuels qui augmentèrent jusqu'à la cécité presque complète. Examen le 2 janvier 1881. Pas d'anasarque. Urine contient 1/3 *d'albumine* et quelques cellules épithéliales.

A l'ophtalmoscope, milieux clairs, rétine très œdématiée. Neuro-rétinite avec exsudats et hémorragies très marquées, surtout au niveau de la macula OG. OD V = 1/70. OG V = doigts à 1 pied. Champ visuel rétréci. Ne peut se conduire seule. Le 5 juin on *provoque* au huitième mois l'accouchement, enfant mort. Le 30 juin, traces d'albumine, vision très améliorée. Le 8 octobre, OD V = 20/50, OG V = 20/70.

Obs. 131. — NETTLESHIP. — J. D..., 40 ans, XIV-pare, 10 enfants et 3 fausses couches. Actuellement est au huitième mois de sa quatorzième grossesse. Anasarque durant sa grossesse, céphalée violente et vomissements depuis octobre 1883 jusqu'en décembre; les céphalées ont alors cessé, mais en janvier la vue s'affaiblit. Examen en février : OD V = n° 20 J. OG V = 6/24. A l'ophtalmoscope : ODG neuro-rétinite bilatérale très marquée, trouble général et œdème rétinien, taches blanches et hémorragies abondantes, surtout maculaires. Urine, D : 1005. *Albumine* 1/20. On *provoque* alors l'accouchement. Enfant mort par compression du cordon.

Le 26 *mars*. — ODG : papilles plus claires, vaisseaux moins dilatés, quelques amas pigmentaires périphériques et plaques d'atrophie chororétinienne. Diminution des hémorragies et des taches blanches. OG V = n° 18 J. 8 pouces et 2/60. OD V = 8 J. à 8 pouces et 6/9.

Le 1er juillet 1885, enceinte de deux mois, même acuité visuelle. Les taches blanches existent encore mais les hémorragies sont disparues.

Obs. 132. — Novelli. — Femme, 27 ans, I-pare, *albuminurique*, se plaignit à la fin de sa grossesse de troubles de la vue qui augmentaient à tel point que la perception lumineuse disparut. On constata une rétinite étendue, bilatérale, avec hémorragies nombreuses. Après un traitement général énergique, la fonction visuelle revint progressivement jusqu'à la normale en six mois. L'examen ophtalmoscopique ne montra alors aucune lésion, sauf une coloration blanchâtre de la papille, indiquant une légère *atrophie optique*. V = 1 et 2/3.

Obs. 133. — W. Oxley. — Femme, I-pare, sept mois de grossesse, vint consulter le 17 mars 1876 parce qu'elle était devenue subitement aveugle. Urines *albumineuses* avec nombreux cylindres granuleux, douleur rénale gauche. L'état s'aggrava et le coma survint le 8 avril. Le 20 avril elle accoucha d'un enfant mort. Les suites furent bonnes, à part une hémorragie le dixième jour. Albumine disparut et la vision s'améliora.

L'examen oculaire fut pratiqué deux fois. Au début de la maladie on constata une neuro-rétinite albuminurique : bords de la papille flous, exsudats blanchâtres et hémorragies rétiniennes occupant surtout dans un œil la région maculaire. V = Pq. Ultérieurement la vision s'améliora jusqu'à lire les petits caractères. Fond d'œil présente quelques petites taches d'atrophie rétinienne, un peu de pâleur de la papille.

Le 8 septembre 1877, la femme, presque à terme d'une deuxième grossesse, est prise subitement d'hémiplégie droite, de déviation conjuguée des yeux à gauche, coma incomplet. Accouchement le lendemain au forceps d'un enfant vivant. Amélioration progressive des mouvements. Le 13 octobre, l'urine n'est plus albumineuse.

Obs. 134. — Panas. — Femme, 43 ans, IX-pare. Grossesses antérieures normales. Au septième mois de sa neuvième grossesse il survint de l'*éclampsie* avec anasarque accompagnée de cécité. Panas la vit trois mois plus tard, elle était restée amblyope des yeux avec papilles blanches *atrophiées*, principalement le gauche : la macula de couleur jaune chamoïs offrait un fin semis de plaques blanchâtres. Rétrécissement concentrique du champ visuel : achromatopsie totale pour toutes les couleurs, y compris le bleu ; seul le *violet* était perçu avec une intensité telle que la malade était éblouie et se refusait à le regarder.

Obs. 135. — J. Play. — D..., 33 ans, I-pare. Au cours de sa grossesse, *albumine* et crises *d'éclampsie* qui ont nécessité l'interruption de la grossesse à sept mois (avril 1904). Quinze jours après les attaques éclamptiques, convulsion des globes oculaires et troubles de la vue. Albumine persiste.

Le lendemain de l'accouchement, la malade ne voyait plus du tout ; ne percevait pas la lueur d'une bougie qu'on faisait passer devant ses yeux. Pendant trois mois a été complètement aveugle, puis la vue s'est améliorée petit à petit.

A l'examen : *atrophie papillaire* bilatérale : bords papillaires nets. Sur la rétine ODG nombreuses petites taches noires arrondies, à contours nets, péripapillaires. Dans OG il y en a une sur la macula, quelques-unes à la périphérie.

Champ visuel rétréci, ODG ; OG vision centrale abolie. La malade dit voir continuellement un point vert, au point de fixation. OD V = 1/50. OG V = < 1/50.

Obs. 136. — Polte. — M. B... III-pare, grossesse normale en 1903. Lors de la deuxième grossesse on interrompit la grossesse en octobre 1904 pour rétinite albuminurique.

Troisième grossesse actuelle, elle est enceinte de deux mois. *Albuminurie* à l'ophtalmoscope : *atrophie optique*, papilles pâles, nettement limitées, artères un peu rétrécies, nombreux exsudats blanchâtres, anciens, bien limités dans la région maculaire ODG. OD V = 1/3. OG V = 5/5. Champ visuel rétréci pour le blanc et les couleurs.

Obs. 137. — Polte. — R. St..., II-pare, enceinte de trois mois, albuminurique. Cette malade avait déjà été traitée en 1902 pour une rétinite ; elle était alors I-pare, enceinte de neuf mois ; les papilles étaient congestionnées, il existait des plaques blanches autour de la papille et de la macula ; à droite petites hémorragies rangées en couronnes. OD + 2 V = 1/50. OG + 0,5 V = > 3/35.

A l'examen actuel on constate une *atrophie papillaire* bilatérale, papilles blanches, vaisseaux rétrécis, vision très réduite.

Comme il n'existait aucune indication à l'intervention, la malade fut renvoyée. Mais un mois après, on pratiqua l'accouchement pour troubles cardiaques. Aucune autre modification au niveau de l'œil.

Obs. 138. — Polte. — M. R..., 21 ans, 18 grammes *d'albumine* par litre. Accouchement artificiel au huitième mois. L'examen ophtalmoscopique fut fait peu de temps après l'accouchement. ODG : Papilles légèrement œdématiées, limites effacées, petites taches blanches irrégulières vers la papille et dans la région maculaire, rétine un peu trouble autour de la papille et au niveau de la macula. Acuité très diminuée, cécité presque complète. L'abaissement de la vision avait débuté huit jours avant l'accouchement à droite, puis à gauche; quinze jours avant, œdème des pieds, céphalée et douleurs lombaires.

Peu de jours après l'accouchement, les symptômes rétrocédèrent, la papille était plus nettement limitée, vaisseaux normaux, rétine encore trouble, montrant quelques taches blanches; à droite les foyers sont plus volumineux. Neuf jours après, le fond était complètement normal, OG ; à droite encore quelques foyers. Acuité améliorée, albumine, 0 gr. 50 par litre. Un mois après l'albumine avait disparu.

Obs. 139. — Pooley. — B..., 36 ans, vint consulter le 2 octobre 1880, deux semaines après son accouchement ; durant sa grossesse, elle avait eu des troubles de la vue, nausées, céphalées, avec urines *albumineuses*. A la fin du huitième mois, les troubles visuels augmentèrent, elle avait comme un voile devant les yeux. A l'ophtalmoscope on constate alors une neuro-rétinite très marquée : veines hyperhémiées, rétine trouble, bords papillaires peu nets. Quelques taches blanches en éventail dans la région maculaire. Albumine dans l'urine. L'acuité n'a pu être prise d'une façon ferme, la malade tenant toujours le lit.

Le 19 octobre. — OG V = 20/40; OD V = 20/50. Amélioration des lésions, diminution de l'albumine.

Le 16 décembre, encore un léger trouble de la rétine et dilatation veineuse, albumine disparue. La vision redevient normale.

Obs. 140. — Pooley. — 40 ans, multipare ; au septième mois de sa grossesse, la vue se trouble à tel point qu'elle pouvait à peine se conduire. Vint consulter le 11 novembre 1885. ODG V = 20/200. A l'ophtalmoscope : neuro rétinite avec exsudats disséminés dans le fundus surtout vers la macula et nombreuses hémorragies. Sauf la présence d'albumine dans l'urine, on ne pouvait déceler aucun signe d'affection rénale. En présence de la gravité de la situation on *provoqua* l'accouchement le 30 novembre, enfant mort sans doute depuis quelque temps. Le 6 janvier, cinq semaines après l'accouchement, la malade vint de nouveau consulter. V = 20/70. Grande amélioration des lésions rétiniennes, quelques exsudats persistent. La vision redevint normale ultérieurement.

Obs. 141. — Power. — Y..., 28 ans, III-pare. Mariée depuis deux ans, bien portante, avait eu deux enfants dans le cours d'une année. Après la naissance de son premier enfant (13 février 1876), la vue faiblit au point qu'elle ne pouvait plus lire. Quelque temps après, la vision revint mais s'affaiblit de nouveau au mois de décembre au septième mois d'une *deuxième grossesse*. Urines *albumineuses*, pas de cylindre. D. : 1005. OD V = 0. OG V = 10/50, pupille droite dilatée immobile. OG papille blanchâtre, *atrophie* partielle de la *choroïde* à sa partie interne; petites hémorragies, veines dilatées, artères rétrécies. OD : papille blanche surtout sur les bords, excavée, artères rétrécies presque imperceptibles. Veines tortueuses, au sortir de la papille, *choroïde atrophiée* autour de la papille.

En mai, légère amélioration. OG V = 10/40, urines peu albumineuses.

Le 8 octobre 1877 est prise d'une attaque d'hémiplégie gauche, perte de connaissance, paralysie motrice complète de la jambe et bras gauches, et paralysie partielle du côté gauche de la face. Diminution de la sensibilité à gauche. *Mort* le 27 octobre 1877. Pas d'autopsie, elle était au troisième ou quatrième mois d'une *troisième grossesse.*

Obs. 142. — Power. — P..., 41 ans, IX-pare. Dans la dernière semaine de sa grossesse, la vue baissa rapidement dans les deux yeux. L'auteur l'examina huit jours après son accouchement qui avait eu lieu à huit mois. Les jambes étaient enflées et les urines étaient *albumineuses.* Elle avait de larges hémorragies rétiniennes. Pupilles modérément dilatées. Tension normale. Guérison ultérieure.

Obs. 143. — Puig-Ametller. — Femme, 38 ans, VIII-pare, entre à la maternité en crise aiguë *d'éclampsie* (16 accès en vingt-quatre heures). Pendant deux jours la malade demeure dans le coma, puis l'intelligence revint progressivement. L'enfant était mort au cours des crises et la femme accoucha neuf jours après d'un fœtus macéré.

Après la disparition du coma, on constata que la vision était diminuée au point d'être seulement quantitative.

A l'ophtalmoscope, rétinite albuminurique classique. Papille grisâtre avec vaisseaux volumineux et tortueux. Nombreuses taches hémorragiques brunâtres, exsudats blanchâtres.

La vue revint peu à peu en même temps que *l'albumine* d'abord très abondante baissait dans les urines.

Huit jours après, la malade distinguait les objets et les couleurs.

Quinze jours après, la vision était redevenue normale.

A l'ophtalmoscope les taches brunes étaient disparues, les placards blanchâtres diminués. Papille nette.

Obs. 144. — R. Randolph. — N..., 31 ans. Bonne santé jusqu'au quatrième mois de sa troisième grossesse. Alors apparurent des céphalées violentes qui durèrent quelques semaines et s'accompagnèrent de troubles visuels. La vue baisse à tel point que la femme devint pratiquement aveugle d'un œil, l'autre ne valait guère mieux. Un oculiste appelé diagnostiqua une rétinite albuminurique : l'examen de la vue montre en effet l'existence *d'albumine* et de quelques cylindres. On pratique alors l'accouchement prématuré, et on extrait un enfant mort. La femme eut ensuite des *convulsions*, mais guérit complètement, et la vision reparut graduellement.

Un an après, elle est de nouveau enceinte et au quatrième mois de sa grossesse elle a les mêmes maux de tête, moins violents toutefois et un nouveau trouble de la vue. Un oculiste diagnostiqua à nouveau une rétinite albuminurique sévère et préconisa l'accouchement immédiat, sinon il ne répondait pas de la vue et même de la vie de la malade. L'auteur la vit alors, trouva une acuité de 20/15 des deux yeux et constata un astigmatisme hypermétropique et de légères lésions rétiniennes qui ne justifiaient pas une interruption de la grossesse. Son avis fut suivi et la malade accoucha d'un enfant vivant.

Obs. 145. — Randolph. — S..., 32 ans, III-pare, vint consulter pour ses yeux, après son deuxième accouchement, disant qu'elle avait, depuis peu, perdu la vue de l'œil gauche et que l'autre était aussi malade. L'auteur trouva en effet des signes de rétinite. OG : quelques petites taches blanches, bordées de pigment au niveau de la région maculaire. OG V = 20/70 ; OD V = 20/20. L'auteur constate également de l'astigmatisme hypermétropique qui explique pour lui les maux de tête.

Au quatrième mois de sa nouvelle grossesse, se plaint encore de lésions et son médecin craignant pour sa vue et sa vie si elle va à terme l'envoie à l'auteur pour l'examiner. Celui-ci ne constatant aucune lésion nouvelle s'oppose à l'accouchement prématuré que le mari et la femme désiraient en raison de leur pauvreté.

Randolph sut plus tard que la femme était morte de péritonite, une sage-femme ayant pratiqué l'avortement.

Obs. 146. — Randolph. — S..., 40 ans, XII-pare, est au cinquième mois de sa douzième grossesse. Depuis dix jours s'est aperçue que sa vue diminuait beaucoup de OG et qu'elle ne voyait plus aussi bien de l'autre. Céphalées violentes, œdème des jambes, pâleur de la face. A l'examen : OG V doigts à

3 pieds. OG V = 20/30. A l'ophtalmoscope : OG larges plaques blanches autour de la papille; OG rétine pâle, aucune altération vasculaire ; quelques petites taches de la région maculaire. OD 3 petites taches péripapillaires.

L'urine contenait plus de 3/10 °/₀ d'*albumine* et quelques cylindres.

En raison de la gravité du cas l'auteur conseilla l'accouchement prématuré. La vision se rétablit progressivement après.

Obs. 147. — Randolph. — A. H..., 26 ans, 3 enfants, une fausse couche. Elle s'aperçut d'une diminution de la vision juste avant la naissance de son deuxième enfant. Le trouble disparut et son attention ne fut attirée vers ses yeux que vers le quatrième mois de sa troisième grossesse. La vue s'affaiblit de jour en jour et elle souffrait de céphalée continue. Quatre mois après elle vient consulter OD V = 10/200, OG V = 20/200. Les yeux présentent de larges plaques blanches. Dans l'œil droit il existait quelques opacités du vitré et la papille était pâle. Les exsudats blanchâtres confluaient vers la macula. Même aspect, quoique moins accentué dans l'œil gauche. La papille n'était pas recouverte.

L'examen de l'urine montre une grande quantité d'*albumine* et quelques cylindres. La femme *mourut* subitement quelques semaines plus tard.

Obs. 148. — Randolph. — W..., 26 ans, mariée depuis onze mois, au cinquième mois de sa première grossesse se plaint de violentes céphalées et de baisse de la vision. A l'examen, OD V = compte les doigts à travers la chambre, OG = lit les caractères ordinaires. A l'ophtalmoscope, le fond était parsemé de taches blanches. Ces taches étaient si confluentes à l'œil droit que le fond paraissait complètement blanc.

L'urine était *albumineuse* et contenait des cylindres. L'auteur préconisa l'interruption de la grossesse. La femme accoucha d'un enfant mort. La vue s'améliora progressivement et quelques mois après son accouchement elle voyait aussi bien qu'auparavant. La santé était délicate et l'urine ne contenait plus d'albuminurie.

Il y a trois mois, la malade était de nouveau enceinte de sept mois : et sa vue était de nouveau troublée. Elle présentait de l'œdème localisé surtout au niveau des grandes lèvres. L'urine était riche en *albumine*, et sa vue devenait plus mauvaise chaque jour. L'auteur conseilla l'accouchement prématuré, le travail fut facile, l'enfant naquit vivant, et vécut trois jours. La vue s'améliora légèrement.

Obs. 149. — Rayerson. — E..., 22 ans, I-pare. Vers le troisième mois de sa grossesse sa vue faiblit beaucoup : elle voyait le contour des objets sans en distinguer le centre : elle avait des éclairs lumineux qui lui traversaient les yeux dans l'obscurité. Céphalée intense. Nausées et vomissements. *Albuminurie* très marquée.

Au quatrième mois la vue est très faible.

1er *juin* 1881. — OD V = doigts à 5 pieds, lit le 16 Jaeger ; OG V = doigts à 3 pieds, lit le 20 Jaeger. Fond : OD au niveau de la macula dépôt stellaire : plusieurs placards blanchâtres dispersés sur la rétine. Papille comme bouffie, indistincte dans ses contours. OG même aspect, mais nombreuses hémorragies peu étendues dans la moitié inférieure de la rétine.

La malade est prise de *convulsions* et fait une fausse couche.

4 *août* 1881. — ODG. Saillie papillaire a diminué : mêmes taches maculaires ; mais les taches périphériques sont moins marquées. On constate un thrombus dans deux veines rétiniennes. OD V = 20/50, 16 Jaeger ; OG V = 20/50, 16 Jaeger. La malade peut écrire une lettre, et sa vue s'améliora dans la suite.

Mais plusieurs mois plus tard, quoique avertie du danger la malade redevint enceinte : elle eut des crises d'*éclampsie* et *mourut* dans une crise.

Obs. 150. — Reynès. — A observé une femme *albuminurique* qui, après la délivrance, a présenté une rétinite albuminurique V = 0. Cette rétinite disparut quelques jours après, mais au bout de trois ans, malgré un régime et un traitement sévère la femme *mourut brightique.*

Obs. 151. — Risley. — 35 ans, III-pare ; albuminurie dans sa première grossesse. Deuxième grossesse normale. Actuellement entre le quatrième et le cinquième mois de sa troisième grossesse se plaint de céphalée et d'une baisse rapide de la vue. *Albuminurie* à l'examen OD V = doigts à 2 pieds, OG V = 10/200. A l'ophtalmoscope : rétinite albuminurique accentuée, OD. infiltration péripapillaire très accusée, allant jusque vers la périphérie. Nombreuses hémorragies linéaires. Les bords de la papille et par places les vaisseaux disparaissent. OG. œdème moins accentué, pas d'hémorragies. En raison de l'âge peu avancé de la grossesse et du danger que court la femme, Risley propose de provoquer l'accouchement. Ce conseil fut aussitôt repoussé avec horreur pour des raisons de morale ; enfin sur les instances d'un clergymann, la femme se décide au sacrifice de son enfant. Accouchement d'un fœtus de cinq mois. La femme tombe dans le coma pendant quatre jours, sans convulsions. La conscience revint progressivement, mais on constate une hémiplégie droite avec aphasie. L'albumine diminue. La vision s'améliore. Six mois après, la femme pouvait marcher, un léger trouble de la parole persiste seul.

L'année suivante, est revue en parfaite santé. OD V = 20/30, quelques taches persistent et OG V = 20/20, fond normal.

Obs. 152. — Rochon Duvigneaud. — M..., 32 ans, pas d'antécédents pathologiques. Grossesse normale en 1891. Cinq ou six jours avant l'accouchement (mars 1892), diminution très considérable des urines. Huit crises d'*éclampsie* pendant le travail. Accouchement normal. Peu de temps après, anasarque considérable, crises d'éclampsie. *Albuminurie* abondante, 15 grammes par litre. Pendant la période d'anasarque la vue se trouble (été de 1892). A l'ophtalmoscope : rétinite bilatérale de moyenne intensité : hémorragies, plaques blanches, pointillé blanc périmaculaire.

En mars 1893, les lésions rétiniennes sont en voie de régression, hémorragies presque disparues : plus d'œdème rétinien ni papillaire. Papilles blanc grisâtres d'aspect atrophique. Artères paraissent rétrécies. La région maculaire offre encore un pointillé blanc d'aspect graisseux auquel s'ajoute, à gauche, une tache pigmentaire.

Deux ou trois ans après la malade avait seulement des papilles d'aspect *atrophique*. Quelques irrégularités pigmentaires, des taches blanches dans la région maculaire. La malade pouvait lire de OD les caractères d'un journal. OG ne pouvait pas lire. En 1901 (8 ans 1/2 après) la malade meurt d'une pneumonie.

Obs. 153. — Salter. — T... vit au cours de sa grossesse sa vue baisser jusqu'au moment de son accouchement. Elle fut examinée pour la première fois le 27 décembre 1882, et on constata une grande quantité d'*albumine*. L'examen ophtalmoscopique ne fut malheureusement pas pratiqué à ce moment.

Salter fut appelé le 14 janvier 1883 et trouva la femme en travail et presque aveugle. Il hâta l'accouchement en raison de l'inertie utérine. Après l'expulsion du placenta, la malade fut prise de *convulsions*. Quand elle reprit connaissance, elle était totalement aveugle.

A la suite du régime consécutif, la vision revint peu à peu et elle pouvait distinguer les formes.

Le 22 janvier l'urine ne contenait que des traces d'albumine qui disparurent le 28.

A l'examen ophtalmoscopique, le 2 février on trouva un reliquat de rétinite albuminurique bilatérale avec les deux papilles pâles et les bords flous.

Salter porta un pronostic favorable.

Obs. 154. — Scheremberg. — W. I..., 36 ans, XI-pare, 8 enfants vivants. Enceinte de sept mois, vint consulter le 28 avril 1903 pour une baisse de la vision.

A l'ophtalmoscope : double rétinite albuminurique avec quelques exsudats blanchâtres et des hémorragies : trouble œdémateux étendu de la rétinite. ODG V = 6/36. *Albuminurie*, 8 à 9 gr. par litre, un peu de sang, cylindres. La femme se plaignait d'une grande fatigue, comme à ses grossesses antérieures; à part cela, bon état général, pas d'anasarque.

En raison de cette rétinite, grâce à l'expérience qu'avait fournie un cas précédent, l'auteur conseilla l'interruption de la grossesse. Déjà le lendemain la malade présentait des signes manifestes d'œdème cérébral au début, vertiges, torpeur, parole difficile, réactions pupillaires paresseuses. Le même jour on la conduit dans une maternité où on *provoque l'accouchement*. Dans la nuit elle accoucha d'un enfant mort.

Au bout de quatre semaines la femme partit avec 2 grammes d'albumine par litre. A l'ophtalmoscope : léger voile des papilles et trouble de la rétine au pôle postérieur.

Le 22 juillet, albumine 0 gr. 25 par litre, ODG V = 6/7.

Obs. 155. — Schweigger. — A observé, au cours de suites de couches chez une femme albuminurique une rétinite ; quelque temps après, la vision s'améliora.

A la deuxième grossesse les mêmes phénomènes se reproduisirent, ODG V = 1/100. Six mois après, un œil avait une acuité de 1/2, l'autre seulement de 1/4. Or il était resté dans la macula une tache sombre.

Obs. 156. — Seeligmann. — Femme de 33 ans ayant fait un avortement suivi de curettage l'année précédente.

Quand l'auteur la vit il y a trois semaines, elle était à sa trente-septième semaine de grossesse. Son urine contenait de 11 à 12 grammes par litre *d'albumine*. Depuis quelque temps sa vue baissait. A l'examen ophtalmoscopique on constata une rétinite typique. On résolut de provoquer l'accouchement. Pose d'un ballon de Champetier, version et extraction d'un enfant vivant qui semblait âgé de 35 semaines et qui mourut trois jours après. Placenta avec des infarctus blancs étendus surtout du côté maternel. Suites de couches non fébriles. L'albumine diminua. Trois semaines après, il n'y avait plus qu'un gramme. A l'ophtalmoscope le fond était sensiblement identique que précédemment bien que l'acuité se soit améliorée. Léger œdème constaté *ante-partum* disparut complètement.

Obs. 157. — Silex. — 34 ans, IV-pare. 3 grossesses normales. L'accouchement du quatrième enfant survint en décembre 1888. Trois ou quatre semaines auparavant s'étaient installés sans motif, de l'œdème et des troubles de la vue. Au début de février 1889, Silex constata V = 1/18 et une rétinite albuminurique. L'urine contient une grande quantité *d'albumine* et de nombreux cylindres. Au début de février 1890 (1 an 1/4 après), *mort* de néphrite, diagnostic confirmé à l'autopsie.

Obs. 158. — Skeel. — B..., VII-pare, entre à l'hôpital pour *albumine*, œdème considérable des extrémités et troubles visuels.

Albumine 25 °/₀, urines rares, TA = 28 cm.; leucocytes 21 300. A l'ophtalmoscope, rétinite albuminurique exsudative bilatérale très marquée. Vision très diminuée surtout O. G. On pratique immédiatement l'accouchement. Guérison.

Obs. 159. — Snell a vu en mars 1891, une femme enceinte, *albuminurique*, de 35 ans, atteinte de rétinite. Elle recouvre en partie la vision, mais à une *grossesse suivante*, deux ans plus tard, elle devint *aveugle*.

Obs. 160. — H. Starling. — Femme, 28 ans, I-pare, bien portante, huitième mois de sa grossesse. Sa mère et sa sœur ont souffert *d'éclampsie* dans leur première grossesse. L'œdème des jambes commença au sixième mois, l'émission d'urine diminua trois jours avant son admission, le 16 janvier 1906. A l'entrée, œdème généralisé : urines rares très *albumineuses*. Le 17, crise *éclamptique* et accouchement au forceps d'un enfant mort récemment bien conformé. Ensuite la femme est prise de céphalée intense, de *cécité* complète, chémosis et rétinite accentuée avec hémorragies multiples dans les couches profondes de la rétine. Guérison. Vue s'améliora.

En février 1908, on examine ses yeux et on trouve une dégénérescence de la région maculaire : la malade voyait surtout avec les parties périphériques de la rétine.

Obs. 161. — Study. — F..., 42 ans, mère de deux enfants, le plus jeune ayant 14 ans. Bonne santé antérieure, sauf une fièvre typhoïde, il y a sept ans. Pas de fausses couches, ni syphilis. Règles régulières jusqu'au 15 décembre 1899. Au troisième mois de sa grossesse, on constata de *l'albumine* dans l'urine (5 °/₀) et qui augmenta le quatrième mois (10 °/₀). La vue s'affaiblit. ODG V = 40/80. Au septième mois, l'albumine augmentait toujours (15 °/₀), elle ne distinguait plus les maisons de l'autre côté de la rue et ne reconnaissait plus son mari.

Le 8 août, à 8 heures du soir, elle entra spontanément en travail et accoucha d'un premier enfant mort, et quinze minutes après d'un nouvel enfant mort et macéré. Un placenta. Huit heures après la naissance des deux enfants, deux attaques d'*éclampsie*. Reste inconsciente pendant six heures. Au bout de deux semaines, sa vue s'améliora : ODG V = 60/80; l'albumine diminua (5 °/₀), l'œdème des pieds disparut.

Alors survint subitement une *hémiplégie* droite. La marche fut impossible et la parole était difficile. L'albumine augmenta (20 °/₀). Douleur péri-orbitaire et occipitale. La vue devient à nouveau mauvaise, elle ne pouvait reconnaître les gens. Elle demeura ainsi une semaine, puis fit un accès de manie aiguë, demeurant difficilement au lit, pendant près de quatre semaines ; puis *mourut* le 4 novembre.

Obs. 162. — Tédenat. — Une femme de 25 ans avait accouché quelques semaines auparavant sans éclampsie. Elle présentait de *l'albumine*, un anasarque généralisé et était devenue brusquement aveugle. A l'ophtalmoscope, rétinite très intense, hémorragies du vitré. Régime lacté, KI, amenèrent une amélioration rapide et quelque temps après, elle recouvrait la vision. Cette malade a depuis eu six enfants sans albumine, ni éclampsie.

Obs. 163. — Terrien. — Vit dans le service de Potocki, une femme enceinte de six mois, *albuminurique*, qui présentait une rétinite bilatérale. L'acuité était très diminuée et la question de l'avortement provoqué se posait quand la *mort du fœtus* vint faire disparaître tous les symptômes.

Obs. 164. — Thomson. — J. D... 39 ans, mariée depuis quelquesannées. I-pare, enceinte de huit mois. Troubles de la vue depuis neuf jours. Examen le 11 octobre 1877, rétinite très marquée avec exudats caractéristiques au niveau et autour de la macula et extravasations sanguines des veines rétiniennes. Perte de la vue complète, ne distingue pas la lumière. Urine très *albumineuse*. L'accouchement *provoqué* est décidé. Deux jours après naissance d'un enfant qui mourut trente-six heures après. Au bout de quelques jours la malade pouvait discerner le jour de la nuit et les objets volumineux et quelques semaines après sa vue était revenue.

Examinée le 6 décembre 1877 les placards exudatifs ont fait place à 5 petites taches blanches à droite et 2 à gauche. OD V = 20/50 OG V = 20/30 ; elle peut lire les plus fins caractères. Albumine disparue.

Obs. 165. — Thomson. — M... 27 ans, *albuminurique*. Au voisinage du terme devint aveugle subitement le 6 octobre 1877, se plaint de céphalée violente, elle entre en travail immédiatement et est délivrée en moins de deux heures. Examinée quelques heures après on constate une rétinite très marquée. Malgré le traitement, *meurt* de *convulsions* le lendemain.

Obs. 166. — Thomson. — H. L... 35 ans, *albuminurique*, est amenée à Thomson par son médecin le 27 juillet 1885, six semaines après son accouchement. Elle eut des *convulsions* dix jours avant l'accouchement et devint complètement aveugle. Examen : ODG V = 0. Pupilles dilatées, exudats caractéristiques tout autour de la macula et de la papille OD G. extravasations sanguines disséminées.

Le 20 *janvier* 1886. — Tache cicatricielle au niveau de la macula gauche et atrophie optique bilatérale : OD V = 0 ; OG. perception lumineuse, pupilles toujours dilatées. L'état ne s'est pas amélioré dans la suite.

Obs. 167. — Van Fleet. — H..., 22 ans, I-pare. Au cinquième mois : œdème des jambes, céphalée, troubles de la vue. A l'ophtalmoscope : rétinite albuminurique. Insuffisance mitrale, *albuminurie*. L'auteur préconise l'accouchement immédiat. Un autre médecin conseille d'attendre. On attend. Le même état persiste jusqu'à terme, époque à laquelle des *convulsions* subintrantes se déclarent avec inconscience dans l'intervalle. Accouchement rapide d'un enfant vivant. Délivrance facile mais suivie d'hémorragie. *Coma* persiste. *Mort* au bout de six heures. L'enfant mourut au bout de deux mois, d'inanition.

Obs. 168. — VAN FLEET. — C..., 32 ans, I-pare, est prise au septième mois d'œdème généralisé et d'*albumine*. La vue diminue jusqu'à tomber à 0. Rétinite. Le médecin de la famille institua un traitement purement médical et attendit. Au moment du travail des crises d'*éclampsie* survinrent. L'accouchement eut lieu et la femme se rétablit, deux jours après : V = 20/70 avec tous les signes d'une convalescence rapide. Le septième jour : anurie. *Éclampsie. Mort.* Enfant survécut, mais délicat et chétif.

Obs. 169. — VAN FLEET. — F..., 32 ans, II-pare, un enfant il y a vingt-deux mois, aucun trouble, pas de fausses couches. Est actuellement presque à terme. Depuis neuf jours seulement se plaint de troubles de la vue, ni céphalées, ni vomissements, ni œdèmes.

Examen le 6 *août*, OD V = 20/100 ; OG V = 10/200, bonne perception des couleurs. A l'ophtalmoscope : papille indistincte, nombreux exsudats blanchâtres disséminés sur la rétine et hémorragies étendues.

Urine diminuée, D.: 1028, chargée d'*albumine*.

L'auteur conseille l'interruption immédiate de la grossesse, ce conseil n'est pas suivi aussitôt, mais seulement le 10 août.

10 *août*. — Accouchement d'une fille morte. Malade pâle, œdème général peu marqué. OD V = 15/200 ; OG V = 1/200. albumine abondante, D. 1028 ; cylindres granuleux, hyalins nombreux.

11 *août*. — A 8 heures du matin, malade est prise subitement de *convulsions. Mort.*

Obs. 170. — VORON ET GONNET. — X..., 33 ans, V-pare, pas d'antécédents. Première et deuxième grossesses sans incidents.

Troisième grossesse en 1905. Au cinquième mois : œdème des jambes, *albuminurie*. Accouchement à terme d'un enfant vivant. En avril 1909, enceinte de cinq mois : troubles visuels très marqués : peut à peine se conduire seule. Rétinite albuminurique gravidique. L'avortement qui est conseillé est refusé. Quelques jours après *avortement spontané* d'un macéré. Amélioration de la vision, peut reprendre ses occupations deux mois après.

7 *mai* 1910. — N'a plus vu ses règles depuis deux mois, se croit enceinte depuis le 15 avril, troubles visuels ont reparu, mouches volantes, œdème de face, albumine abondante. A l'ophtalmoscope : hémorragies et exsudats rétiniens récents. On décide d'interrompre la grossesse.

12 *mai*. — Dilatation du col, curettage ne ramène que quelques caillots.

19 *mai*. — Amélioration des troubles visuels.

Obs. 171. — Wecks. — Femme présente immédiatement avant son accouchement une baisse de la vue qui augmente progressivement. Il existait une légère papillite et de nombreuses taches blanches, mais pas d'hémorragies. Urine contenait un peu d'*albumine* et les commémoratifs permettaient de conclure à une albuminurie gravidique.

Sept semaines après l'accouchement l'*atrophie optique* était déjà très avancée. ODG V = Vq.

Obs. 172. — Williams. — Une femme d'un certain âge vint consulter l'auteur pour une perte de la vision : elle peut en effet à peine compter les doigts avec un œil.

Elle raconte qu'il y a deux ans, au troisième mois d'une grossesse elle ressentit un violent mal de tête, qui dura plusieurs jours et disparut subitement. Peu après la vue baissa rapidement si bien qu'au bout de trois à quatre jours elle était totalement aveugle, trois mois après elle eut une fausse couche, le fœtus de six mois mourut immédiatement ; après sa fausse couche la vision s'améliora et elle put compter les doigts dans certaines parties du champ visuel mais l'amélioration ne continua pas et la femme est pratiquement *aveugle*.

A l'examen : Trouble très marqué du vitré par hémorragies, mais l'auteur peut cependant reconnaître à travers, la macula stellaire caractéristique de la rétinite albuminurique.

L'examen de l'urine n'avait pas été pratiqué pendant la grossesse, il eût sans doute montré de l'albumine et sa constatation eût permis d'interrompre la grossesse, ce qui eût sauvé la vision de cette femme.

2° *Rétinites sans albumine.*

Obs. 173. — ADAMS. — I-pare, septième mois, se plaint de troubles visuels. *Urines non albumineuses.* A l'ophtalmoscope : névrite optique très marquée et légère rétinite ; plus tard apparaissent quelques hémorragies ODG V = perception lumineuse: On *provoque l'accouchement* : enfant vivant. Au bout de trois ans ODG V = 20/30. Urines albumineuses. Une néphrite chronique s'est donc installée à la suite d'une néphrite puerpérale.

Obs. 174. — CHEATHAM. — A observé une femme à la fin du septième mois de sa grossesse qui présente une perte rapide de la vision. *Pas d'albumine* dans l'urine. A l'ophtalmoscope : lésions de rétinite telles qu'on en observe dans les lésions du rein. La femme fut prise de *convulsions* et *succomba* rapidement.

Obs. 175. — CHEATHAM. — I-pare, perdit presque subitement la vue au huitième mois de sa grossesse. *Pas d'albumine* dans l'urine. Accouche à neuf mois d'un enfant bien portant. A l'ophtalmoscope : rétinite typique, comme on en voit dans les affections rénales. Après l'accouchement, la vision d'un œil commença à s'améliorer rapidement et redevint normale. Mais l'autre œil reste *aveugle* : atrophie papillaire.

Obs. 176. — GUENDE. — Femme, VI-pare, 30 ans, bonne santé antérieure, sauf quelques troubles dus à l'intoxication cocaïnique depuis neuf ans. A la sixième grossesse actuelle, ces troubles se manifestent par tachycardie, anorexie, polyurie, amaigrissement. Aucune trace de sucre ni d'albumine n'a pu être décelée.

En octobre 1897, vers sept mois et demi, la malade s'aperçoit que sa vue diminue rapidement : elle a la sensation d'un voile de plus en plus épais.

Accouchement sans incident fin novembre. Enfant chétif en état de mort apparente. Après la délivrance la vue s'éclaircit : mais un trouble persistant recouvre l'objet fixé, tandis que la perception périphérique continue à s'améliorer.

Examen ophtalmique, 28 décembre 1897, un mois après l'accouchement. ODG œdème papillaire étendu à la rétine péripapillaire, veines dilatées, sinueuses ; foyers hémorragiques dans la région péripapillaire et sur le trajet de veines ; taches blanches dans la région maculaire, qu'elles masquent absolument. Large scotome central.

19 *juin* 1898, œdème papillaire a diminué, hémorragies moins accentuées. Scotome central persiste. Champ visuel périphérique normal. Couleurs, bleu et rouge, sont facilement perçues.

16 *mars* 1898. — Œdème papillaire disparu. OD. pâleur marquée de la papille. OG. papille rosée normale. Calibre de vaisseaux centraux diminue : artères décolorées. Taches exsudatives dans le pôle postérieur. ODG.

OD V = main à 40 centimètres ; OG V = doigts à 1 mètre.

L'acuité qui semblait s'améliorer baisse brusquement à la suite d'un vif chagrin. Papilles blanchâtres. ODG. A droite certaines branches de l'artère centrale prennent l'aspect de rubans blanchâtres. *Scotome central* persiste.

Obs. 177. — Posey et Hirst. — A..., 20 ans, I-pare, vers la dixième semaine de grossesse, se plaint de céphalée occipitale violente, de nausées. Bientôt après (14e semaine) la vision diminue légèrement surtout de l'œil droit.

A l'examen, on constate que l'acuité de chaque œil est légèrement diminuée. Neuro-rétinite assez prononcée dans les deux yeux, plus marquée à droite. Les bords des deux papilles et la rétine à une certaine distance des nerfs sont flous. Vaisseaux remplis et tortueux. Extravasation de la région péripapillaire. L'urine examinée soigneusement à plusieurs reprises ne contient *pas d'albumine.*

Un traitement énergique fut institué. Diète lactée et hydrique, irrigations intestinales, repos au lit, pilocarpine. Malgré cela, les lésions oculaires augmentent manifestement. Au bout de huit jours, on revient au moyen radical : *l'avortement.* La guérison fut prompte, les symptômes généraux cessèrent aussitôt ; les troubles oculaires en quelques semaines.

Revue un an après ; toute grossesse a été soigneusement évitée. Bon état général. Vaisseaux apparaissent encore dilatés et tortueux. Urine toujours normale.

Obs. 178. — Power. — C..., 42 ans, mère de quinze enfants le dernier six semaines avant l'examen. La vue avait considérablement baissé des deux yeux quinze jours avant l'accouchement. Il y eut une hémorragie assez notable post-partum. Les urines ne contenaient *pas d'albumine.* Examinée le 16 juillet, six semaines après, sa vision était réduite à 1/4. A l'ophtalmoscope : papille à bords nets, mais dans le pôle postérieur des deux yeux une exsudation blanchâtre stellaire autour de la macula. La vision est revenue ultérieurement.

Obs. 179. — Vallois. — R. J., 28 ans, I-pare. Variole à 12 ans et rougeole à 15 ans. D. R. : 12 juin 1906. En septembre, apparaissaient céphalée, dyspnée, œdème intermittent des doigts, œdème péri-malléolaire.

Pas de troubles oculaires jusqu'au 11 février 1907. Au réveil *Amaurose* de OD. et depuis amblyopie progressive. OG. A l'examen : OD V = 0. OG V = 5/10.

Pas de rétrécissement du champ visuel, ni d'achromatopsie. A l'ophtalmoscope : OG., neuro-rétinite, papille rosée ; OD., *id.* et large hémorragie maculaire. Ni sucre, ni *albumine.* Le 18 février : OG V = 2/10. En raison de gravité des troubles oculaires, on *interrompt* la grossesse. Le 19 février, introduction de deux bougies de Krause, puis d'un ballon de Champetier de

150 centimètres cubes, puis forceps. Accouchement d'un enfant vivant de 2 kgr. 450 qui s'est développé normalement. Placenta, 420 grammes, présente sur sa face utérine des foyers hémorragiques anciens. Suites de couches normales.

L'examen oculaire, le 22 février, montra : OD V = 0 ; OG V = 0,5. Le 5 mars : OD V = perception lumineuse ; OG V = 1. A l'ophtalmoscope : OD., hémorragie maculaire disparue, légère décoloration de la papille ; OG., papille également légèrement *décolorée.*

II. — Rétinites avec décollement.

Obs. 180 (Inédite). — C..., Catherine, 27 ans, I-pare. Aucun antécédent pathologique ; réglée à 16 ans régulièrement, entre à la Maternité de Lariboisière le 25 mars 1908.

Première grossesse actuelle : D. R., 20 au 24 juin 1907. Sommet en D. T., membranes intactes.

A l'entrée, la malade présente un œdème généralisé, les urines contiennent une quantité énorme d'*albumine* (12 gr. environ). Pas de céphalée, pas de douleur épigastrique, pas de bourdonnements d'oreille, mais la malade se plaint de brouillards devant les yeux et le matin au réveil a la sensation de grains de sable.

25 *mars.* — Température, 36°9 ; pouls, 96 ; TA = 15. Violente céphalée, troubles de la vue augmentent (photopsies ; métamorphopsie), un peu d'agitation. Entéroclyse, 6 grammes de chloral.

Céphalée moins intense, urines claires, 1.500 gr., D. 1.012, urée, 6 gr. 30, chlorures, 1 gr. 90, albumine, 2 gr. 25, pigments biliaires abondants.

26 *mars.* — Céphalée reparaît, vomissements, agitation, petit accès d'*éclampsie* à 11 heures du soir. Pouls, 120 ; TA 20. La vision est très diminuée. Saignée de 650 grammes. Après la saignée : pouls, 148 ; température, 18°. Les battements du cœur fœtal ne sont plus perçus. Une demi-heure après la saignée,

l'agitation reparaît. Respiration, 40, deuxième accès à 3 heures du matin, troisième accès à 4 heures du matin.

La céphalée persiste, douleurs lombaires.

27 *mars*. — Contractions utérines. A 11 heures du matin, dilatation complète, forceps au détroit inférieur, fille morte non macérée de 2.750 gr., délivrance naturelle, 370 gr.

29 *mars*. — Bouffissure de la face très accentuée, température 38°, pouls 116. Albumine disparue.

Examen visuel : Pupilles normales, réflexes normaux.

OD : Stase papillaire peu marquée, quelques stries blanchâtres péripapillaires. Dans la région maculaire, exsudat blanchâtre assez étendu : au voisinage un petit foyer hémorragique ; pas d'autres hémorragies dans le reste de la rétine. V = main à 15 cm.

OG : Stase papillaire très peu marquée. Quelques petits foyers hémorragiques dans la région maculaire. Grand décollement de la partie inférieure et temporale de la rétine, V = 0.

30 *mars*. — Même état visuel. Température 38°, ventre douloureux. La malade divague.

Le 4 avril. — La malade est transportée dans le service d'isolement en raison des symptômes d'infection utérine. Grandes oscillations.

Le 6 avril. — OD : Papille moins œdémateuse, exsudats et hémorragies très diminués. V = main à 2 mètres ; OG : hémorragies disparues. Aucune trace du décollement. V = mains à 1 mètre.

Le 10 avril. — La vue est très améliorée, mais l'état général s'aggrave.

Le 20 avril. — La malade *succombe* de septicémie.

Obs. 181. — ADAMUCK. — Femme, 30 ans, au huitième mois de grossesse, a un décollement bilatéral au cours d'un sévère accès d'*éclampsie*. V : 1/8. Amélioration rapide après la *provocation* de l'accouchement : quelques jours après, on ne constatait plus qu'un petit décollement sur la partie inférieure des deux yeux. V = 20/60.

Obs. 182. — Adamuck. — Femme enceinte de six mois, atteinte de néphrite hémorragique. A déjà eu il y a huit ans une néphrite avec œdèmes terminée par la guérison.

Pendant sa grossesse, les œdèmes et l'hématurie reparurent il y a quatre mois. La vue s'affaiblit progressivement depuis quatre jours. A l'ophtalmoscope : rétinite albuminurique avec décollement bilatéral surtout du côté interne. Dans la région maculaire quelques taches blanches. OD V = doigts à 30 centimètres ; OG V = doigts à 2 mètres. En raison de l'état de la femme, on *provoque* l'accouchement. *Mort* le surlendemain, c'est-à-dire huit jours après le début du décollement.

Obs. 183. — Ahlstroem. — Femme, 41 ans, enceinte de six mois. Sa vue se troubla depuis peu et OG. devint subitement aveugle. OD V = 6/18 ; OG V = doigts à 50 centimètres. Décollement rétinien assez étendu de ce côté. Accouchement spontané à six mois. La vision s'améliora rapidement et devint normale dans les deux yeux. V. : 6/6. A l'ophtalmoscope, on ne voit plus que des traînées pigmentaires à la place du décollement.

Obs. 184. — Alb. Bernard. — Multipare, rien d'anormal du côté des yeux pendant ses grossesses précédentes. Durant sa dernière grossesse apparurent des douleurs lombaires, avec *albuminurie*, hématurie et finalement anurie presque totale, en même temps que sa vue diminuait peu à peu. En présence de ces signes menaçants, on *provoqua* l'accouchement, la quantité d'urine augmenta et l'albumine disparut en trois jours.

A l'examen des yeux pratiqué immédiatement après l'accouchement Axenfeld constata : ODG d'apparence normale, milieux clairs, réactions pupillaires conservées. OD. : décollement rétinien très marqué, tendu à la partie inférieure, plus flasque à la partie supérieure. Sur la rétine décollée, on note un certain nombre d'hémorragies et d'exsudats blanchâtres, il ne paraît pas exister de graves altérations maculaires. Tension normale. V = perception lumineuse.

OG. : décollement étendu à la partie inférieure, moins tendu que OD. mais empiétant sur la macula. Portion supérieure de la rétine non décollée. Signes de rétinite de moyenne intensité. Tension normale. V. = perception des doigts.

Deux jours après, OD. : la partie supérieure de la rétine était en grande partie recollée ; OG. : décollement presque disparu. Dans le courant de la semaine, toute trace de décollement était disparue dans ODG : et il ne persistait que les lésions habituelles de la rétinite albuminurique.

Quinze jours après les hémorragies et les exsudats blanchâtres étaient plus rares, et au bout de deux mois, il n'existait même pas de légères marbrures rétiniennes. ODG V = 6/6.

Obs. 185. — Brecht. — S..., 28 ans. IV-pare. Bien portante jusqu'alors, 1 enfant à terme, 2 avortements. Se trouve actuellement au sixième mois d'une quatrième grossesse (27 fév. 1872). Remarque le 14 février que sa vue faiblissait OD. Elle eut le 17 février des crises d'*éclampsie* qui duraient environ onze heures. Depuis le 22, l'œil gauche est pris à son tour; baisse rapide de la vision.

Etat actuel. — OD : compte les doigts à 1 pied ; champ visuel limité en haut, en dehors et en bas. Rétine décollée en bas et en dedans sur une grande étendue, moins en haut. Limites papillaires effacées. Papille œdématiée et trouble, les artères sont rétrécies, les veines tortueuses et volumineuses. Quelques petits exsudats blanchâtres, quelques hémorragies rétiniennes et modifications pigmentaires. OG : doigts à 2 pieds 1/2. Décollement rétinien aussi très étendu. Champ visuel rétréci comme à droite, mêmes modifications.

Chémosis de la conjonctivite bulbaire.

Urines rares et foncées : 690 grammes. D. 1013. Grande quantité d'*albumine* avec cylindres fibrineux et éléments figurés. Pas d'hypertrophie du ventricule gauche. Il s'agit sans doute d'une néphrite développée à l'occasion d'une grossesse.

On *provoque* l'accouchement qui amène une amélioration rapide, huit jours après la rétine est partout recollée ; cependant le 8 avril, bords papillaires flous.

Les artères sont encore rétrécies. Modifications pigmentaires autour des vaisseaux. Pigmentation dans la région maculaire OD. Champ visuel un peu rétréci avec petit scotome central à droite.

OD V = 15/100 ; OG V = 15/30, albumine disparue.

Ultérieurement la papille blanchit un peu. Les artères ne reprirent pas leur calibre normal. La plaque stellaire disparut.

25 *juillet*. — OD V = 19/100 ; OG V = 15/20, malgré la papille blanchâtre, les artères rétrécies. Vision excentrique normale. Champ visuel normal.

Obs. 186. — Ciricione. — Femme, I-pare, au huitième mois de sa grossesse, arriva en quatorze jours presque à la cécité complète. A l'ophtalmoscope, rétinite albuminurique. L'auteur conseille de *provoquer* l'accouchement ; trois jours après celui-ci, survint un décollement rétinien bilatéral. Mais la guérison survint en trois mois V. : 1. L'albuminurie persista. A la deuxième grossesse, *récidive* au cinquième mois et *mort* d'œdème aigu du poumon.

Obs. 187. — Flemming. — B... 30 ans, I-pare, entre à l'hôpital le 12 février 1897 à la fin de sa grossesse ; depuis septembre elle a le pied enflé, et depuis huit jours, céphalée et trouble de la vue qui amenèrent la veille de son entrée une cécité complète. A son entrée délire, perte de connaissance, quinze accès d'*éclampsie*. L'urine obtenue par la sonde était très trouble, de couleur café, coagulation complète à la chaleur, accouchement au forceps d'un enfant mort.

La perte de connaissance dure un ou plusieurs jours, mais le 19 février elle prononce quelques paroles. Jusqu'au 20, elle fut complètement aveugle. A l'examen, rétinite et décollement bilatéral. L'acuité s'améliore progressivement, si bien que le 23, V = doigts à 50 centimètres, le 24, V = doigts à 1 mètre.

Le 1er *mars*. — ODG V = doigts à 3 mètres. A l'ophtalmoscope, milieux clairs, papille hyperhémiée, rétine environnante trouble, nombreux exsudats blanchâtres et hémorragies de différentes grandeur et forme, mais plus de décollement.

10 *mars*. — OD V = 1/24, OG V = 1/18. Foyers blanchâtres et hémorragiques diminués.

20 *mars*. — Foyers blanchâtres ponctiformes. Sur différents endroits, foyers de choroïdite, OD V = 1/9, OG V = 1/6.

1er *juillet*. — Aspect de chorio rétinite, OD V = 1/4, OG V = 1/3.

Obs. 188. — Von Græfe constate chez une femme albuminurique enceinte une rétinite typique avec décollement rétinien étendu en bas.

Quelques mois plus tard rétine recollée, mais dans les parties primitivement décollées les vaisseaux sont en partie oblitérés, forment de fines traînées sombres et tortueuses. Ces exsudats blanchâtres disparurent presque complètement. Dans les parties primitivement décollées, perception lumineuse quantitative et aussi qualitative. La vision est améliorée à tel point que les gros caractères peuvent être lus alors que auparavant les doigts seulement étaient comptés.

Obs. 189. — Guende. — G..., mariée en 1892 à l'âge de 32 ans, a eu au début de 1894 une première grossesse avec nausées et vomissements au début. Rien d'anormal jusqu'au huitième mois. A ce moment est apparu à la suite d'une émotion violente de l'œdème de la face et des extrémités. La vue baissait rapidement. Limitée en haut et en bas par une sorte de nuage qui laissait à peu près intacte la vision centrale. Vingt jours après, cette dernière était atteinte à son tour au point qu'une personne ne pouvait être reconnue à 1 mètre de distance. *Albuminurie* constatée dès le début des accidents.

Au début du neuvième mois, attaque d'*éclampsie* qui nécessite l'accouchement *provoqué*, dilatateur de Tarnier, forceps sous le chloroforme. L'enfant ne vit que quelques heures.

Les jours suivants, trouble visuel persiste, une lumière est à peine perçue.

Examen ophtalmologique : rétinite hémorragique avec décollement de la rétine ODG. Les hémorragies sont localisées surtout au voisinage de la papille, petites taches blanches le long des veines, peu nombreuses vers la macula : léger nuage papillaire. Quant au décollement il occupe la moitié inférieure de la rétine.

La vue va en s'améliorant : trois mois après la malade commence à lire.

Nouvelle grossesse évoluant normalement, malgré la présence d'albumine. Régime lacté. L'enfant meurt le huitième mois (persistance du trou de Botal ?)

Malade revue quatre ans après : papilles ont une teinte franchement rosée ; faible diminution du calibre des artères OB ODG V = 6/10.

Obs. 190. — Hann et Knaggs. — 21 ans, I-pare, scarlatine dans l'enfance, aucune autre maladie jusqu'à son accouchement le 25 novembre 1900. Quand on l'examina, elle était en travail depuis vingt-quatre heures : douleurs violentes et prolongées revenant toutes les cinq minutes, assez aiguës depuis trois semaines. Les douleurs augmentent, elle tomba dans un demi-coma et devint soudainement aveugle. L'accouchement fut rapidement terminé au forceps. Le jour suivant même torpeur, aucune goutte d'urine depuis (30 heures) la naissance de l'enfant. Le 27, elle devint consciente et émit une petite quantité d'urine très *albumineuse*.

Sous atropine, on examina les yeux : décollement large bilatéral dans le tiers inférieur. Papilles pâles œdématiées.

L'état général s'améliora ensuite, l'œdème diminua.

Le 22 décembre. — Il était difficile de dire si la rétine était recollée ; taches pigmentaires nombreuses disséminées sur la rétine, surtout dans la région maculaire, papilles encore œdématiées.

OD + 1,5 V. = 6/18, OD + 1,5, V = 6/12 (1 lettre). Rétrécissement symétrique des champs visuels.

Supérieur	40
Nasal supérieur	55
Nasal	55
Nasal inférieur	55

Inférieur	70
Temporal inférieur	80
Temporal	80
Temporal supérieur	40

Urine acide D. 1012, traces d'albumine, pas de cylindres.

Le 8 janvier 1901. — OD V = 6/9 (2 lettres) OG V = 6/9 (quelques lettres), toutes traces de décollement disparues. Champ visuel normal.

Obs. 191. — Helbron. — 23 ans, I-pare, enceinte de huit mois, bien portante auparavant, avait observé une baisse de la vision au milieu de décembre, elle devint soudainement aveugle le 27 décembre 1900. L'examen le lendemain montra 3 gr. 50 d'albumine par litre. V = mouvements de la main devant les yeux. A l'ophtalmoscope : neuro-rétinite bilatérale et décollement étendu envahissant toute la région médiane et en partie la moitié inférieure du fond, qui en imposait pour une tuméfaction néoplasique et ne flottant nullement.

On *provoque* immédiatement l'accouchement le 31 décembre, enfant mort.

Le 2 janvier. — Albumine : 1 gramme.

Le 10 janvier. — Rétrogression de la rétinite. Complète guérison du décollement OG : presque complet, OD : une petite partie de la périphérie inférieure était encore décollée. ODG V = 1/4 à 1/3.

Le 9 *février.* — OD + 0,5 V = 1/2. OG + 0,5 V = 1. Champ visuel normal des 2 côtés, neuro-rétinite complètement disparue.

Quelques mois plus tard, vision normale, bords papillaires peu nets et légère pigmentation péripapillaire.

Obs. 192. — Herter et Schweigger. — S. L..., 34 ans, I-pare, entre le 5 août 1875 à la clinique de Casper. Légère diphtérie à 3 ans.

Grossesse actuelle D. R. : 31 décembre 1874, donc enceinte de huit mois.

A l'examen général, on note une hypertrophie du ventricule gauche, Urines : 3.600 grammes par vingt-quatre heures. D : 1.007, pauvre en éléments figurés, légère albuminurie. Pas d'œdèmes. La vue qui était bonne autrefois de loin et de près se trouble subitement le 10 juillet 1875 et l'affaiblissement augmente de jour en jour.

A l'ophtalmoscope : rétinite bilatérale. Veines volumineuses et tortueuses. Rétine trouble dans son ensemble : grandes plaques blanches réfringentes qui arrivent jusqu'a la papille et confluent à ce niveau. Région maculaire occupée à gauche par de petites taches, à droite par une petite hémorragie. Dans le reste de la rétine, on rencontre quelques stries radiaires hémorragiques éparses et petites. Dans la région équatoriale, çà et là quelques taches pigmentaires attestent des modifications choroïdiennes. Enfin dans les deux yeux un grand décollement rétinien à la partie inférieure : la région décollée montre par places une coloration gris claire, en d'autres une teinte franchement rouge ODG V = mouvements de la main à 15 pieds, doigts à 1 pied. Champ visuel rétréci dans la région correspondant au décollement.

Accouchement spontané à terme en octobre 1875. La vue s'améliora légèrement. En novembre 1877 : papille blanche et trouble, vaisseaux étroits. Nombreux foyers de choroïdite bilatérale autour de la papille et dans la région maculaire. Aucune trace de décollement. Mais la vision s'est peu améliorée ODG V = 1/6.

Obs. 193. — Kurt Himmelheber. — K. S...,34 ans, VII-pare, six grossesses normales, aucune maladie antérieure, entre à la clinique le 26 mai 1909 au cinquième mois d'une nouvelle grossesse. Dès le début vomissements ; le 18 mars céphalée, brouillards devant les yeux. On trouve de l'albumine et on institue le régime lacté et repos au lit ; malgré cela le 21 mai, fort épistaxis, céphalée. Les troubles de la vue augmentent, si bien qu'elle ne peut que distinguer le jour de la nuit. Œdème malléolaire, hypertrophie du cœur, accentuation du 2e bruit aortique, hypertension notable, 280 : 170 avec le tonomètre de Recklinghausen. Urines diminuées. D. 1011. Albumine 4 gr. 5 par litre, leucocytes nombreux, hématies et nombreux cylindres.

26 *mai*. — Réflexe pupillaire à la lumière encore conservé des deux côtés, amaurose totale. Photophobie bilatérale et conjonctivite.

27 *mai*. — Pupilles immobiles. Décollement rétinien étendu bilatéral dans le pôle inférieur de l'œil, stase papillaire ODG. hémorragies rétiniennes nombreuses, exsudats blanchâtres multiples autour des papilles et de la macula. Artères très grosses.

28 *mai*. — Vomissements et amaurose, céphalée persistent. Urines très diminuées. On interrompt la grossesse (laminaire). Accouchement le 29, suites normales. Albumine diminue, tombe à 1 gramme au bout de cinq semaines, l'état général s'améliore, mais du côté des yeux :

29 *mai*. — Amaurose persiste, réflexes abolis. On fait une ponction lombaire et on retire 10 centimètres cubes de liquide clair sous forte tension.

2 *juin*. — Pupilles immobiles : Décollement très diminué. Papille peu modifiée. Hémorragies et placards blanchâtres persistent.

3 *juin*. — Même état. Nouvelle ponction lombaire (forte tension) améliore la céphalée qui revient après.

5 *juin*. — Plus de décollement visible sauf sur les bords ; mais les autres lésions persistent. On décide le 6 juin de faire une trépanation dans la région temporale droite ; dure-mère tendue sans battements ; pas de tendance au prolapsus cérébral, excision de la dure-mère (1 mark).

Amaurose non influencée. Pupilles toujours immobiles. Papilles blanchâtres mal limitées, beaucoup d'hémorragies autour surtout OD. ça et là exsudats blanchâtres.

22 *juin*. — Quitte la clinique ; 1 gramme d'albumine par litre cylindres hyalins et granuleux. Amaurose totale.

Obs. 194. — Holmes. — I-pare. Au bout de six mois de sa grossesse apparaissent des signes d'albuminurie, œdème généralisé orthopnée, pâleur, céphalée. De plus la malade était devenue complètement aveugle : la perte de OG avait été plus rapide que celle de OD. Il y avait un œdème marqué de la conjonctive bilatéral, pupilles en dilatation moyenne et sans réaction, divergence de OD.

Les deux rétines étaient pâles et œdématitiées. Les artères complètement voilées, et les veines visibles comme des points dans les régions éloignées. Les papilles apparaissent comme des nuages clairs. Pas d'exsudats blanchâtres. Sur le côté temporal de la papille OD était un *décollement rétinien.*

Deux médecins voulaient interrompre la grossesse et portaient un simple pronostic. Holmes au contraire espère le retour de la vision il prescrivit du bichlorure de mercure, de l'iodure.

Six ans après, Holmes eut l'occasion d'examiner la malade à nouveau. OG il existait plusieurs taches claires d'atrophie choroïdienne et au bord supérieur de la papille au dépôt pigmentaire rectangulaire. La malade pouvait bien le 1 Jaeger à la distance habituelle.

OD : Au niveau du décollement, on pouvait voir une longue strie pigmentaire qui s'étendait de la papille au delà de la macula et déterminait un scotome central. En plusieurs endroits existaient des taches d'atrophie choroïdienne V = 1/13.

La méthode d'Holmgren montra que la vision de couleurs était normale dans les deux yeux.

La malade lui raconta qu'elle était restée aveugle durant trois semaines et complètement aveugle pour les couleurs pendant trois mois. Le bleu et le noir furent d'abord distingués. Tous les objets connus lui apparaissaient d'une teinte uniforme jaune brunâtre que la malade appelait vieil or. Les feuilles vertes ou fanées, l'herbe, tous les objets colorés avaient cette même teinte. Au bout de trois mois le bleu fut d'abord reconnu, puis le jaune le brun, le rouge, et enfin le vert. Cette dernière couleur ne fut perçue d'une façon nette qu'au bout de cinq ans.

Obs. 195. — Kraskovski. — Femme, 19 ans, I-pare, présente dans la deuxième moitié de sa grossesse une céphalée tenace et de l'œdème des jambes et du visage. Les symptômes augmentent d'intensité, et au neuvième mois la femme est frappée subitement d'une cécité complète. A l'ophtalmoscope on constate un décollement rétinien bilatéral. L'urine contenait 7 grammes par litre d'*albumine*, et de nombreux cylindres granuleux et hyalins, des cellules épithéliales de la vessie et des reins.

Comme on n'entendait plus les battements du cœur du fœtus et en raison de signes oculaires graves, on *provoqua* l'accouchement deux jours après la cécité par l'introduction d'une bougie élastique dans l'utérus ; seize heures après l'introduction de la bougie, accouchement d'un enfant macéré ne présentant pas les signes extérieurs de la syphilis. Placenta normal à l'examen macroscopique.

L'œdème disparut peu à peu, et le septième jour, la vue s'était tellement améliorée que la femme voyait distinctement les petits objets. L'urine très albumineuse était de 1 litre par vingt-quatre heures après l'accouchement ; cinq jours après, elle s'éleva à 5.400 centimètres cubes et l'albumine disparut.

Obs. 196. — Lotz. — X..., 29 ans, II-pare, issue d'une famille bien portante et qui ne présente pas d'affections oculaires. Myopie avec strabisme convergent, OG. Réglée à 15 ans, toujours irrégulièrement. A 16 ans : OD — 6 V = 18/200, OG V = 18/200. Il existe à droite une choriorétinite étendue et un trouble du vitré. A gauche, foyer de choroïdite en dehors et en bas de la papille. Champs visuels rétrécis. Urine ne présente ni sucre, ni albumine. Après traitement de KI. OD — 6,5 V = 1/10, OG — 2,25 V = 1/10. L'acuité visuelle va en diminuant surtout à droite où on constate un an et demi après un décollement rétinien partiel, puis trois ans plus tard apparaissent des phénomènes d'hypertension avec cataracte qui nécessita l'énucléation de OD pour préserver le gauche. OG. V est devenue 12/200.

Pendant les neuf années suivantes l'état et l'acuité de OG. demeurèrent stationnaires. En mai 1888 avortement spontané auquel succéda bientôt une nouvelle grossesse. Au cinquième mois de celle-ci (19 novembre), les urines devinrent rares et troubles, et la vision s'affaiblit : les pieds enflèrent, l'urine contenait beaucoup d'*albumine* et des cylindres hyalins et granuleux ; hypertrophie du cœur gauche. Pas de bruits anormaux.

OG. pupille large sans réactions : quelques taches cornéennes V = 10-12/200. Champ visuel généralement rétréci avec scotome central. Au foyer anciennement constaté, s'ajoute une région atrophique, blanc jaunâtre. Au niveau du pôle postérieur de nombreux foyers de choroïdite.

Céphalée, vomissements, œdème s'étend à tout le corps et au visage. Œdème pâle de la conjonctive, V = 0.

Limites papillaires indécises, rétine paraît opaque, œdématiée. Urine : 12 grammes par litre, albumine. Alors survint un accès d'*éclampsie* avec coma consécutif.

Le 24 novembre on note un décollement rétinien qui s'étend les jours suivants. L'œdème diminue ainsi que l'albumine.

État général s'améliore. Cependant le décollement s'étend et atteint la papille.

Le 30 novembre, naissance d'un enfant mort à 7 mois. Toute la rétine paraît œdématiée, la figure stellaire de la macula apparaît. V = 0. La papille est pâle, ses limites sont nettes. Tension normale. La diète et la strychnine sont sans effet sur l'œil. La vision ne revint pas.

Obs. 197. — Lutz. — Femme, 25 ans, I-pare. A 15 ans, rhumatisme, à 24 ans douleurs d'estomac et vomissements. Devint enceinte en octobre 1879. Le 24 janvier 1880 apparurent des troubles oculaires avec vomissements et douleurs stomacales.

Examen : utérus développé comme pour une grossesse de six mois. Urines très albumineuses.

24 *janvier*. — Décollement de la rétine bilatéral ; OD. en haut et en bas ; OG en bas. Rétine trouble.

30 *janvier*. — OD petite apoplexie, décollement persiste.

4 *février*. — Rétine recollée. A la périphérie seulement encore quelques vaisseaux irréguliers, petits exsudats blanchâtres péripapillaires, rétine infiltrée et œdématiée : OD V = 2/60 ; OG V = 3/60 ; champ visuel rétréci dans toutes les déviations. ODG. Couleurs reconnues.

24 *février*. —Naissance d'un enfant mort de six à sept mois. Alors survint une pneumonie droite qui suit son cours normal. Après la convalescence l'urine était encore albumineuse.

6 *mars*. — A l'examen oculaire, champ visuel normal pour le blanc et les couleurs. OD : papille normale, trouble péripapillaire, léger trouble le long des vaisseaux en haut et en dehors ; en dehors de la papille, pigmentation, points noirâtres dans la région maculaire et dans les régions périphériques.

O. G. : même aspect, trouble péripapillaire s'étend le long des vaisseaux, quelques foyers pigmentaires.

Nulle part on ne constate les marques d'un décollement rétinien.

16 *mars*-26 *avril*. — La malade est soignée en médecine. Urine encore très albumineuse.

Obs. 198. — Machek. — Femme au cinquième mois de grossesse, devint aveugle par décollement rétinien bilatéral. La perception lumineuse seule existait des deux côtés. *Albuminurie* et hématurie, œdème des pieds, faiblesse générale. On pratique *l'avortement*. Au bout de deux mois, on ne constate plus aucune trace de soulèvement rétinien. A l'opthalmoscope on voit serpenter dans la rétine des cordons blancs de tissu conjonctif. OD V = 5/20 ; OG V = 5/30.

Obs. 199. — Monthus. — A..., 30 ans, I-pare, entre à la maternité de l'Hôtel-Dieu le 3 août 1899. Réglée à 16 ans régulièrement. Céphalées fréquentes dans l'enfance, mais aucun symptôme de brightisme.

Depuis le mois de juin, œdème malléolaire, les urines qui n'ont été examinées que huit jours avant l'entrée sont fortement albumineuses. Épistaxis abondante, sans cause, le 11 juillet.

Vers le 10 juillet ces troubles oculaires débutent brusquement au cours d'un orage ; sa vue se trouble en travaillant et elle devient incapable d'enfiler son aiguille.

Au bout de huit jours elle ne peut plus coudre du tout. Elle se guide difficilement dans son appartement. Quelquefois des éclairs, des flammèches passent devant ses yeux.

Le 28 juillet un médecin consulté examine ses urines et l'envoie à l'Hôtel-Dieu.

État actuel. — Œdème malléolaire et hypogastrique. Ascite Utérus remonte à l'ombilic, bruits du cœur fœtaux faibles, lointains, mouvements actifs.

8 *août.* — Examen oculaire : Pupilles égales, plus larges que normalement et réagissent incomplètement à la lumière.

ODG V = mouvements de la main à 15 centimètres.

Fonds ODG. lésions analogues plus marquées. OD. Papilles œdémateuses pâles, à contours disparus, veines tortueuses. La zone péripapillaire offre de larges exsudats blanchâtres avec çà et là des hémorragies. Les régions maculaires sont gonflées, soulevées (petit décollement local) ; quelquefois hémorragies.

9 *août.* — Accouchement spontané d'enfant de 700 grammes, 26 cm., qui ne vit que quelques heures.

Suites normales jusqu'à la nuit du 10 au 11 où la malade est agitée. A 2 heures du matin *crise éclamptique* de quelques secondes.

Le 12. — La vision est complètement abolie depuis la crise.

Les jours suivants excitation et délire. Œdème et ascite augmentés.

Le 14. — Vomissements, à 10 heures, tombe dans le coma et *meurt* à 11 heures.

Obs. 200. — Prouf signale qu'il a vu deux cas de décollement spontanément guéris chez des femmes enceintes atteintes d'albuminurie.

Obs. 201. — Scheremberg. — C. F..., 34 ans, VI-pare, 2 enfants morts en bas âge. Enceinte actuellement de sept mois. Vint consulter le 4 décembre 1902 pour un affaiblissement de la vision depuis vingt-cinq jours. A l'ophtalmoscope : rétinite étendue avec hémorragies éparses, grandes plaques blanches surtout au niveau du pôle postérieur et œdème très marqué de la rétine. Urine très *albumineuse* : 6 grammes par litre. ODG V = 6/30. État général satisfaisant.

On conseilla à la femme d'entrer à l'hôpital pour subir, s'il etait nécessaire, un accouchement prématuré. Comme la femme s'y refusait, on lui conseilla de rester au lit et à la diète lactée. Pendant six jours on n'eut pas de ses nouvelles et le 10 décembre elle revint à l'hôpital. Les lésions oculaires s'étaient modifiées.

OD. léger chémosis, pupille en dilatation moyenne, réactions paresseuses. Grand décollement rétinien en dedans, bas et dehors. Son reflet est gris, mais elle ne flotte pas; les vaisseaux, surtout les veines, sont un peu tortueuses. La papille offre l'aspect de la névrite optique. La portion non décollée de la rétine est très trouble, surtout au voisinage des vaisseaux et présente de nombreuses plaques blanches et de petites hémorragies éparses. Pas de trouble du vitré: T + 2. V = 1/45. OG. même aspect que OD. Décollement encore plus étendu.

A l'inspection simple, la rétine décollée apparaît déjà comme une masse hémisphérique grise dans le champ péripapillaire, soulevant le vitré. Hémorragies éparses et foyers blanchâtres étendus. V = 1/60, T + (1 à 2).

Urine, 6 grammes d'albumine par litre; nombreux cylindres granuleux et quelques hyalins. Un peu de sang. Léger œdème des malléoles. Température normale. Pouls 120. Cœur et poumons normaux.

Utérus, deux travers de doigts au-dessus de l'ombilic, enfant vivant.

La malade entra à l'hôpital pour subir l'accouchement prématuré, si le lendemain, il n'y avait aucune amélioration. Traitement: repos absolu au lit, lait, boissons abondantes.

Le lendemain 11 décembre, urines abondantes, 1.800 centimètres cubes, légère amélioration subjective.

Le 12 décembre, aggravation de l'état général, agitation dans le lit, légère cyanose, dyspnée. Respiration 60.

Réactions pupillaires disparues. V = mouvements de la main devant les yeux.

Le soir, elle perd connaissance, plus de pouls; une saignée et une médication camphrée énergique firent revenir la malade qui boit du lait et urine spontanément.

En présence de ces symptômes menaçants, on *provoque* l'accouchement, le 13 au matin, par césarienne vaginale, enfant mort.

La femme tombe à nouveau dans le coma. Cathétérisme vésical, nutrition à la sonde.

Le 14 décembre au soir, injection de sérum, 400 centimètres cubes.

Le 15 décembre au matin, légère amélioration, boit un peu de lait. Subitement, vers 10 heures du matin, accès épileptiforme très violent. Coma et *mort* au bout d'une demi-heure.

Obs. 202. — Schreiber. — Femme, 31 ans, I-pare, présente au huitième mois de sa grossesse un œdème malléolaire ; sa vue se trouble, puis le 22 octobre, elle devient soudainement aveugle. A l'examen : pupilles sans réactions.

A l'ophtalmoscope OG : limites papillaires effacées, léger œdème rétinien péripapillaire ; quelques taches hémorragiques ; OD. : quelques hémorragies. Aucune trace de décollement dans les deux yeux. Il s'agissait donc d'une rétinite compliquée d'amaurose. Urines chargées d'*albumine*.

Le lendemain, après l'accouchement au forceps, la pupille OD. réagit paresseusement à la lumière. OG. toujours aveugle montre un décollement étendu des quadrants inférieurs. Tension normale, chambre antérieure normale.

Le 10 *novembre*. — OD : aucune trace d'œdèmes ou d'hémorragies rétiniennes. OG. aucune modification à l'exception d'une légère pigmentation à la place du décollement. Tension normale.

La pigmentation disparaît ultérieurement et l'acuité redevint complètement normale au bout d'un mois et demi environ.

Obs. 203. — Silex. — Décollement bilatéral au cours d'une rétinite qui offrit finalement le tableau d'une atrophie optique avec chororétinite et V. : 1/9. L'albumine persiste depuis deux ans dans l'urine sans troubles fonctionnels et sans apparition de néphrite chronique.

Obs. 204. — Southey. — Domestique, 23 ans, admise à St-Barthelemy-Hospital, pour œdème généralisé datant de trois semaines. *Albuminurie* et cécité presque complète dans le cours de la semaine : les deux papilles étaient œdématiées et rouges.

Cinq jours après son admission (14 février 1882), accouche d'un fœtus mort et probablement sous l'influence de douleurs, les paupières sont ecchymotiques et la conjonctive est très œdématiée. Le dix-huitième jour, on constate OD. une tache blanche près de la papille et un décollement de la moitié inférieure de la rétine; OG. deux hémorragies.

Le 6 mars. — Aucune trace de décollement, OD. ; mais névrite optique, quelques exsudats blanchâtres et pigmentation au niveau du décollement.

L'albumine disparut une semaine après la délivrance, et le 15 mars elle peut lire le journal.

Obs. 205. — Wadsworh. X..., 27 ans, I-pare, légère scarlatine en 1885. Première grossesse en 1886.

Rien à signaler jusqu'au sixième mois : le 23 février 1887, un œdème palpébral n'attira pas l'attention. Le 28 février, après une sortie la malade se plaignit de brouillard de la vue qui augmenta progressivement. Le 2 mars, la vision était indistincte, il existait un œdème marqué des jambes et des paupières, l'urine était *albumineuse* et contenait de nombreux cylindres hyalins et granuleux.

Examen visuel le 3 mars 1887, œdème modéré des paupières milieux clairs, légers troubles de la papille et de la partie postérieure de la rétine, veines un peu plus larges et plus sombres que normalement, mais aucun changement notable des vaisseaux.

OD Décollement général de la rétine, la région maculaire paraît plus trouble.

OG décollement considérable au pôle postérieur, mais moins étendu que OD., même aspect maculaire.

Malgré l'injection de pilocarpine, les troubles persistent s'accompagnant de céphalée. Le 13 mars on *provoque* l'accouchement. Enfant vivant.

Au début l'acuité ne fut pas modifiée, la malade ne pouvait distinguer les mouvements de la main.

Le 26 *mars*, elle commence à voir son enfant.

Examen ODG. : papille non perceptible. Le pôle postérieur de l'œil est gris, opaque, parsemé de taches blanches et de petites hémorragies plus prononcées qu'auparavant, mais le décollement ne s'étend pas. Dans la partie supérieure latérale de la rétine, celle-ci est transparente et présente une pigmentation irrégulière.

Le 14 *avril.* — V. : lit à 10 pouces Snellen 1,75.

OD papille moins floue, quelques taches blanches autour de la macula, mais la rétine est généralement transparente, modifications du pigment chroïdien dans la région maculaire. Le décollement est inférieur et diminue.

OG même aspect de la rétine, mais la choroïdite est moins accusée, le décollement a disparu.

7 *mai*. — ODG papille plus distincte, le décollement est disparu dans les yeux. OD V = Jaeger 13, à 6-8 pouees ; OG V = Jaeger 5, à 6-8 pouces.

Décembre 1887. — OD V = 14/30 ; OG V = 14/35. ODG : la pigmentation est moins étendue, les taches blanches macu laires sont disparues, la rétine est revenue en place. A droite, le champ visuel périphérique est normal, mais il existe un scotome central ; à gauche le champ visuel est normal.

Obs. 206. — Wilson et Hird. — 25 ans, I-pare, se présente le 24 septembre 1907 au huitième mois de sa grossesse. Pas de scarlatine antérieure ni de néphrite ou de syphilis. Depuis quinze jours a des troubles de la vue et de l'œdème palpébral, qui ont débuté à droite. Vomissements le matin depuis le début de la grossesse, œdème des malléoles depuis six semaines, quantité d'urine diminuée depuis les trois derniers mois. Il existe de l'œdème palpébral et conjonctival ODG V = 6/60 non amélioré par les verres. Champ visuel diminué surtout au-dessus du méridien horizontal grâce à un large décollement rétinien occupant la partie inférieure. A l'ophtalmoscope, pas de signes de rétinite ou d'hémorragies, papilles normales.

L'urine est acide D : 1.030, presque solide et albumineuse, contient quelques hématies, cylindres hyalins et granuleux. En 24 heures, il s'écoule 22 onces contenant 1,7 °/₀ d'urée. Œdème de la face des membres et de la paroi abdominale.

En présence de ces graves symptômes on décide de *provoquer* l'accouchement.

Le 24 septembre. — Une bougie est introduite dans l'utérus. Accouchement le 26 d'un enfant de 3 livres 2 onces qui vécut une semaine.

L'œdème de la face conjonctive, membres, abdomen, l'ascite, la céphalée persistèrent encore quelques jours, puis le 7 octobre la vue s'améliore progressivement. L'urine devient plus abondante, contient encore un épais nuage d'albumine, plus de sang, quelques cylindres.

Le 25 octobre. — Céphalée et œdème ont disparu et la vue s'est améliorée, ODV = 6/24 ; OG V = 6/36. Le décollement entièrement disparu dans chaque œil.

OD. papille un peu pâle et à bords flous, vaisseaux un peu sinueux, artères presque normales, mais veines gorgées de sang. Dépôts pigmentaires épais. OG. papille un peu plus pâle.

Ensuite la vue revint progressivement ODG V = 6/18, lit J. 1 à 8 pouces. Les champs visuels sont de nouveau normaux.

Malade revue le 1er avril 1908 en bon état. L'urine est acide, montre encore une trace d'albumine, ni sang ni cylindre. A la fin de janvier 1909, est encore en bonne santé, mais se plaint de céphalées assez fréquentes, règles régulières. Urine contient encore un nuage d'albumine.

II. — RÉTINITES PAR NÉPHRITE AIGUE AU COURS DE LA GROSSESSE

A côté de la rétinite albuminurique purement gravidique il faut placer les cas de rétinite survenant au cours de la grossesse chez des femmes atteintes de néphrite aiguë.

A vrai dire, il n'est pas toujours facile de trancher la question et de séparer nettement ce qui est rein gravidique de ce qui est néphrite aiguë au cours de la grossesse. C'est peut-être ce qui explique la faible proportion de cas de néphrite aiguë signalées par les auteurs pendant la gravidité. Nous n'en avons trouvé que 4 observations, auxquelles nous en ajoutons 3 autres personnelles.

Dans ces cas, on trouve avant la grossesse des manifestations rénales relevant soit d'une néphrite scarlatineuse (3 cas) soit d'une néphrite *a frigore* (4 cas). Les troubles oculaires apparaissent surtout vers la fin de la grossesse (6, 7 et 8 mois dans 5 cas), dans 2 cas seulement, il s'agit de grossesse au début (2 et 5 mois). Parmi les 6 malades on compte 3 primipares, 2 secondipares et 1 tertipare.

Le tableau clinique diffère peu de celui que nous avons décrit précédemment : aussi n'y reviendrons-nous pas. Les lésions sont presque toujours étendues à la rétine et au nerf optique : il s'agit d'une néuro-rétinite albuminurique.

L'azotémie semble être également une des causes déterminantes de cette rétinite. Dans le cas de Weill et Wilhelm (obs. 213), le sérum sanguin contenait au moment des lésions de rétinite en activité 2 gr. 67 d'urée. Le taux d'urée alla en diminuant, à mesure que les lésions oculaires régressaient. Et lorsque la vision fut presque normale, le sérum sanguin ne contenait plus que 0 gr. 54 d'urée.

Mais ce qui fait la différence entre ces deux variétés de rétinite, c'est la différence de pronostic. La gravité est encore plus grande que dans la rétinite gravidique pure. Les crises d'éclampsie ne sont pas rares (3 cas).

La vie de la mère est sérieusement menacée, puisque dans 3 cas, la mort a été la terminaison de la maladie (50 °/₀). Dans les 3 autres cas, une amélioration visuelle est survenue après la provocation de l'accouchement ; et dans 1 cas, au cours d'une grossesse ultérieure, on ne constata aucune aggravation.

OBSERVATIONS

Obs. 207 (*inédite*). — M... Marie, 32 ans, ouvrière, IV-pare, est admise le 22 janvier 1904 dans le service d'ophtalmologie de l'hôpital Lariboisière, pour des troubles oculaires remontant à quinze jours environ.

Antécédents héréditaires. — Père mort à 44 ans ; mort subitement. Mère âgée de 56 ans. N'a jamais été malade. Pas de fausse couche. Une sœur morte à 7 ans du croup. Une autre morte à deux mois et un frère mort à 5 ans. (Maladies indéterminées.) Une sœur âgée de 29 ans mariée, ayant deux enfants très bien portants. Un frère de 27 ans et un autre de 37 ans sujets aux bronchites.

Antécédents personnels. — Enfance difficile. Troubles de l'estomac et nervosité. Anémie prononcée jusqu'à 19 ans. Rougeole et varicelle dans l'enfance. Réglée à 13 ans. Bien réglée dans la suite. Pertes blanches assez fréquentes. Mariée à 19 ans ; pas de fausse ccouche.

Première grossesse à 20 ans ; absolument normale ; pas d'albumine ; accouchement normal. Enfant âgée de 12 ans ; un peu chétive.

Deuxième grossesse à 26 ans absolument normale. Accouchement par le forceps. Gros enfant, âgé de huit ans, bien portant.

Dans l'intervalle de la deuxième et de la troisième grossesse aurait eu un *refroidissement* (milieu insalubre, sous-sol humide). A l'âge de 25 ans, début progressif par des maux de tête violents, par de l'œdème d'abord localisé aux pieds puis à la face et aux mains; se serait enfin généralisé. Continue son travail durant un mois; mais devant l'aggravement de ces symptômes est obligée de s'aliter durant un mois. Albuminurie abondante. Soumise au régime lacté. Les troubles disparaissent ; la malade reprend son travail; mais reprise des accidents au bout de quinze jours plus violents ; urines hématuriques, troubles, peu abondantes ; œdème localisé aux flancs et aux reins. Céphalalgie très intense, mais pas de troubles de la vue ni de la respiration. Au bout d'un mois de traitement, les accidents disparaissent. Depuis ce moment, reste au régime lacté mixte. Jusqu'à la troisième grossesse, pas de malaises, malgré la persistance d'un peu d'albumine.

Troisième grossesse. La malade enceinte de huit mois et demi se plaint de troubles de la vue remontant à quinze jours environ. A cette époque, elle remarque que les objets sont voilés et que dans le champ visuel apparaissent des étincelles, des points brillants mobiles surtout après fixation prolongée. Le trouble va en augmentant progressivement depuis huit jours, la lecture est devenue impossible et à l'heure actuelle, il est impossible à la malade de se conduire seule dans la rue et de reconnaître des personnes même à 2 mètres de distance.

État actuel. — Rien d'anormal extérieurement.

Cicatrice déprimée au niveau de la région frontale gauche, de 6 centimètres de longueur, remontant jusqu'au sourcil, datant de l'âge de 2 ans. N'aurait entraîné aucune gêne de la vision de ce côté. Extérieurement, appareil visuel semble normal. Réflexes pupillaires normaux ; pupille de OG un peu plus petite que celle de OD, mais régulière. Milieux transparents normaux.

OD : Papille à bords légèrement flous, un peu pâles. Les vaisseaux qui en partent sont un peu dilatés, un peu irréguliers dans leur parcours, comme déchiquetés sur les bords, interrompus par place. Dans la zone péripapillaire surtout ; une petite bordure d'infiltration blanchâtre en haut et en dedans. Sur le fond rétinien pâle, petites hémorragies en nappes suivant les vaisseaux et disséminées autour de la papille dans plaques blanches ovalaires ou rondes, brillantes, à bords assez nets non pigmentés, recouvrant en partie des vaisseaux autour desquels elles se groupent.

OG : Papille grisâtre, difficilement perceptible. Mêmes lésions vasculaires. Surtout énormes placards blanchâtres péripapillaires et périmaculaires très brillantes occupant toute la zone postérieure de l'œil.

Accouchement normal ; enfant normal à terme bien constituée, nourrie au sein, morte à 18 mois de la grippe.

Quatrième grossesse actuelle. Début très régulier ; persistance de l'albumine. Depuis un mois, maux de tête très violents continus, suivis de troubles visuels signalés. Actuellement enceinte de huit mois et demi. Quantité d'urine normale. Urine claires, limpides. Pas de douleurs oculaires. Tension normale. Sensibilité normale.

Acuité visuelle : OG compte doigts à 1 mètre. OD V = 2/20.

OG : Rétrécissement concentrique du champ visuel. Scotome central.

OD : Champ normal.

Le même soir, saignée locale avec ventouses scarifiées au niveau des reins. Lavement purgatif. Maux de tête moins violents.

28 *janvier.* — Mêmes malaises. Céphalalgie. Très légère surdité.

OD = 2/20 à peine. OG compte doigts à 1 mètre.

28 *janvier.* — Accouchement provoqué. Expulsion au bout de vingt-quatre heures d'un enfant pesant 5 livres, bien constitué. Délivrance normale un quart d'heure après. Crises d'*éclampsie* subintrantes suivies de perte de connaissance durant trois jours. Chloral à haute dose et chloroforme. Ventouses scarifiées. Ces

trois jours de coma sont suivis de phénomènes délirants qui durent également trois jours. A partir de ce moment, la malade revient progressivement, remarque une légère amélioration de la vision du côté droit. Levée le vingt-cinquième jour ; jusqu'à ce jour a suivi un régime lacté absolu et remarque un léger accroissement de force. Plus de céphalalgies.

29 *février* 1904. — OG compte les doigts à 0,75. OD = 1,50/50. Rien de spécial du côté des yeux au point de vue ophtalmoscopique.

ODG : Champ visuel normal dans ses limites périphériques. A gauche, scotome central relatif. Il est impossible d'en assigner les limites, contrairement à ce qui existait autrefois.

21 *mars* 1904. — OD V = 5/15 ; OG V = 2/50.

Obs. 208 (*inédite*). — Br... Mathilde, âgée de 31 ans, sans antécédents morbides, a, en 1898, une première grossesse à l'âge de 21 ans : une fille bien portante. En 1902 à la suite d'une *refroidissement* au bord de la mer, se plaint de douleurs lombaires, d'œdème des jambes et des paupières. On constate dans les urines la présence d'albumine. Régime lacté. L'albumine diminue sans disparaître complètement.

En 1906 nouvelle grossesse. DR : juillet 1906. Le 28 novembre, attaque *d'éclampsie*. Conduite à Lariboisière dans le service du Dr Launois (saignée, ventouses). Les attaques se terminent par une hémiplégie droite qui dura un mois environ, et une paralysie faciale homonyme. La vue baisse progressivement au point que la malade ne pouvait plus lire. Aucun examen ophtalmoscopique n'a été fait à ce moment. En raison de ces troubles visuels et de la quantité d'albumine (7 gr.) l'accouchement provoqué est pratiqué le 25 décembre au terme de cinq mois, par le Dr Bonnaire. Curettage. Pas d'incidents.

27 *décembre* 1906. — Examen oculaire : Pupilles égales, réagissent normalement. Dans les deux yeux, on constate un semis d'exsudats sous forme de gouttelettes blanchâtres réfringentes dans la région interpapillo-maculaire. Quelques hémor-

ragies en flammèche sont également visibles dans les deux yeux. Pas d'altération manifeste des vaisseaux.

V : OD + 1,50 V = 5/30 ; OG V = 5/15.

10 *janvier* 1907. — Les exsudats blanchâtres vus dans les yeux persistent. Mais à droite, les hémorragies ont disparu. Champ visuel normal. Bonne perception des couleurs.

OD + 1,50 V = 5/15 ; OG + 1,50 V = 5/7,50.

28 *septembre* 1908. — La malade est revue au bout d'un an. La paralysie faciale persiste, et l'examen de l'urine montre encore l'existence de 3 grammes d'albumine. L'examen du fond de l'œil ne montre aucune modification. L'acuité est revenue à la normale.

Obs. 209 (*inédite*). — Berthe E..., âgée de 25 ans, III-pare, entre à la Maternité de Lariboisière le 2 novembre 1907. Huit jours avant, elle était venue à la consultation pour des troubles divers occasionnés par l'albuminurie, en particulier pour des troubles de la vue. Pas d'antécédents héréditaires.

Réglée à 17 ans, régulièrement, bien que délicate, elle jouissait d'une bonne santé jusqu'à son mariage qu'elle contracte à 19 ans.

A 20 ans, première grossesse : fausse couche de quatre mois.

A 21 ans, deuxième grossesse : accouchement prématuré au terme de huit mois. Durant ces grossesses, la malade n'a jamais présenté d'albumine. Au moment du sevrage de l'enfant, la mère contracte une *scarlatine* grave avec longue convalescence, pendant laquelle apparaissent quelques petits signes de brightisme : céphalée, bourdonnements d'oreilles, crampes, sensation de doigt mort, pâleur de la face, vertiges. La malade se décide à consulter, il y a dix mois, un médecin qui constate la présence d'albumine et ordonne le régime lacté ; l'état général s'améliore légèrement.

Mais, il y a deux mois, elle commence une nouvelle grossesse qui évolue d'abord sans accidents. Au bout de quinze jours cependant, la céphalée réapparaît plus intense en même temps que sa vue s'obscurcit : elle éprouve une grande difficulté à lire et à coudre. Ce sont ces troubles qui l'engagent à venir consulter le 15 octobre 1907. Examen obstétrical : DR : 23 août 1907. Grossesse de deux mois environ. Examen urinaire : 2.150 cc. par vingt-quatre heures. Albumine : 3 grammes : aspect clair ; pas d'hématuries ; épreuve au bleu de méthylène : positive. Les œdèmes font défaut ; mais les troubles gastro-intestinaux prédominent ; la malade se plaint de nausées ; elle vomit tous les aliments (lait, képhir, bouillon de légumes). Après deux jours, elle a un peu de diarrhée ; une dyspnée assez marquée existe par instants, mais l'auscultation pulmonaire ne décèle aucun bruit anormal. La tension artérielle atteint 23 au sphygmomanomètre de Potain. Le pouls est dur et lent. La pointe du cœur est abaissée et on constate le choc en dôme. Il existe une augmentation de la matité cardiaque caractéristique d'une hypertrophie ventriculaire gauche. A l'auscultation du cœur : bruit de galop.

Examen visuel. — (4 novembre). Réflexes pupillaires normaux : OD V = 5/15 ; OG V = 3/50.

OG : Hémorragies disséminées et fines ; traînées d'exsudats blanchâtres dans la région périmaculaire. Papille rouge et trouble. Vaisseaux paraissent diminués de volume. OD : Lésions plus discrètes quoique identiques. Papille également rouge et floue.

Champ visuel rétréci et scotome central à gauche. En raison de cette rétinite, M. Bonnaire décide de pratiquer sans retard l'avortement.

5 *novembre.* — Dilatation du col à l'aide de bougies de Hegar (2 à 7). Extraction d'un œuf de deux mois. Écouvillonnage.

6 *novembre.* — Ventouses scarifiées au niveau des reins. L'albumine persiste et tend même à augmenter ; vomissements continuels. Mauvais état général. Insomnie. Pâleur et amaigrissement.

7 *novembre.* — On remplace le lait par le képhir et l'on prescrit de la théobromine.

10 *novembre.* — L'albumine augmente : 5 grammes. T A : 24. Dyspnée vive. Saignée de 50 grammes. La tension retombe à 21. Insomnie persiste. Pouls irrégulier ; injections de caféine.

11 *novembre.* — Urines troubles peu abondantes (1 litre). Albumine : 3 grammes. Pouls petit : 112. Dyspnée persiste. Ballons d'oxygène.

13 *novembre.* — Albumine : 3 gr. 50. Pouls 108. T A : 24. Vomissements persistants; diarrhée; troubles visuels plus accusés.

20 *novembre.* — Même état général.

Examen des yeux : OD V = 3/50. OG V : doigts à 1 m. 50. Pas d'augmentation décelable des lésions rétiniennes. Mêmes exsudats blanchâtres maculaires et périmaculaires : pas de formation stellaire. Papilles saillantes des deux côtés ; d'aspect terne. On note sur le segment temporal des deux yeux une coloration grisâtre de date récente.

27 *novembre.* — État général toujours précaire ; la vue s'obscurcit davantage. La malade sort sur sa demande de l'hôpital.

Les vomissements et la diarrhée persistent ; œdème apparaît au niveau des membres inférieurs. Cécité presque complète.

4 *décembre.* — Le coma apparaît.

7 *décembre.* — *Mort.*

Obs. 210. — Blacker. — 23 ans, I-pare, sixième mois de grossesse. *Scarlatine* de l'enfance, mais aucune lésion rénale apparente. Bonne santé durant sa grossesse jusqu'à il y a six semaines. A ce moment léger œdème malléolaire. Au début de décembre 1900, céphalée violente et perte de la vision (?); hémiopie durant trois jours. A ce moment, l'urine contenait 2/3 d'albumine.

Le 21 *décembre.* — Bouffissure de la face et des mains. Léger œdème abdominal et malléolaire. Urine D : 1027, 2/3 albumine et nombreux cylindres hyalins et granuleux et cellules de pus.

A l'ophtalmoscope : fond d'œil normal.

Le 26. — Albumine diminuée de 1/3 sous l'influence du traitement ; mais œdème de la papille OG et trouble du bord interne et inférieur. OD ne peut être examiné.

On décida de mettre la malade à une diète lactée sévère et de provoquer l'accouchement s'il n'y avait aucune amélioration.

Le 28. — Névrite optique marquée. OG ; albumine stationnaire. On provoque l'accouchement le 1er janvier à l'aide de bougies sous chloroforme. Pouls rapide et faible. Vingt-six heures après l'introduction de bougies, naissance d'un enfant vivant. Durant l'accouchement, pouls encore très rapide et faible. A minuit attaque syncopale, pâleur livide, extrémités froides. Pas de signes d'hémorragie interne ou externe. A 2 heures du matin, rigidité et coma: *mort* vingt minutes après apparemment d'une crise d'urémie.

Obs. 211. — Off. — T..., 21 ans, I-pare, jardinière. Entre à la Charité le 12 février, enceinte de sept mois et demi environ. Aucun accident antérieur.

Au début de février, à la suite de *refroidissement*, troubles vésicaux et rénaux, vomissements, céphalée. Urines sanguinolentes très albumineuses. Anasarque. Vision très diminuée. Délire passager, puis somnolence presque continuelle.

27 *février*. — Accouche d'un enfant mort, pertes peu considérables. La vue s'éclaircit légèrement, la somnolence est moins accusée, albumine moins considérable, œdème moins marqué.

Le 10 *mars*. — La face n'est plus bouffie, la malade distingue les personnes qui l'entourent et voit le numéro de son lit.

Le 12. — La vision semble baisser.

Examen (Galezowski); rétinite bilatérale surtout à droite: papille floue comme fondue avec les régions voisines. Exsudats blanchâtres et hémorragiques.

Le 26. — Taches pigmentaires remplaçant les taches hémorragiques, exsudats disparus, mais plaque d'atrophie étendue.

Urines toujours albumineuses.

L'état général s'aggrave, cachexie, diarrhée, escarre, coma, *mort* le 19 avril.

Obs. 212. — Snell. — S...,21 ans, I-pare. *Scarlatine* dans l'enfance. Enceinte de six mois quand elle vint consulter. Dès le premier mois de sa grossesse : vomissements fréquents, essoufflements, palpitations. Au deuxième mois, elle commence à souffrir des yeux. Ces symptômes augmentèrent graduellement jusqu'au cinquième mois. A ce moment elle se plaignait d'un engourdissement douloureux dans les doigts et le bras droit survenant deux à trois fois par jour et qu'elle comparait à une sensation d'éclair suivie de pesanteur. Après le cinquième mois ces sensations existèrent dans le bras gauche. A ce moment sa vue devint si mauvaise qu'elle ne distinguait plus le jour de la nuit. Ses urines étaient très albumineuses et elle constata un œdème acccentué des mains et des pieds. Au sixième mois survint une attaque d'hémiplégie : la malade ne pouvait plus remuer le côté droit et ne put parler pendant une demi-heure. Au bout de huit jours, nouvelle attaque. La vision baissait rapidement.

Examen le 19 décembre 1893. OG V = 1/60; OD V = doigts à 15 centimètres.

Fonds : ODG rétinite albuminurique d'un degré extrême. Nombreux exsudats blanchâtres dans toute l'étendue de la rétine et nombreuses hémorragies.

Snell conseille l'interruption de la grossesse qui est exécutée au moment d'une troisième attaque.

Le troisième jour après l'accouchement, la vision commença à revenir; mais le cinquième jour une pneumonie se déclara qui retarda la convalescence.

Revue le 27 février 1894, urine D : 1010, petite quantité d'albumine. OG V = 3/60; OD V = 5/60. Fonds plus distinct.

Septembre 1894. — OG V = 5/18; OD V = 5/60, urines encore albumineuses.

En *janvier* 1895, la malade est de nouveau enceinte de deux mois, les troubles oculaires apparaissent. L'avortement est provoqué ; quelques jours après, l'acuité visuelle est revenue ce qu'elle était auparavant.

Obs. 213. — Weill et Wilhelm. — 19 ans, I-pare, *néphrite chronique primitive* de l'enfance, avec œdèmes et albuminurie à l'âge de 11 ans. A 15 ans, œdèmes disparus, mais des traces d'albumine persistent.

Depuis le début de sa grossesse, a de nouveau quelques signes de néphrite: céphalée, nausées, anorexie, torpeur, prurit, qui s'accentuent au sixième mois.

A ce moment, a 6 crises d'*éclampsie*. Albumine: 32 grammes par litre. Vers le 10 juillet, la vue se trouble; la femme devient presque aveugle. L'examen ophtalmoscopique montre une rétinite bilatérale avec hémorragies et exsudats blanchâtres. Le 19 juillet, on *provoque* l'accouchement avec un ballon de Braun. Expulsion, onze heures après, d'un fœtus mort et macéré de 1.100 grammes.

Le 21 *juillet*. — Albumine: 2 grammes. OG V = 1/8 ; OD V = 1/10. La ponction lombaire donne issue à un liquide hypertendu contenant 2 gr. 67 d'urée par litre. Le sérum sanguin contient 1 gr. 84 d'urée et 5 gr. 19 de chlorures. La femme est mise à la diète hydrique lactosée, puis au régime déchloruré.

Le 30 *juillet*. — 0 gr. 30 d'albumine. OG V = 5/15 ; OD V = 5/25 Le sérum sanguin contient 1 gr. 14 par litre.

Le 4 *août*. — La femme peut lire un journal. Le fond de l'œil ne montre plus de lésions en activité, mais un reliquat de dépôts pigmentaires, le sérum contient 0 gr. 54 d'urée.

Le 30 *août*. — OG V = 5/7; OD V = 5/10.

III. — RÉTINITES PAR NÉPHRITE CHRONIQUE

Plus grave encore est le pronostic de la rétinite albuminurique survenant chez une femme enceinte atteinte de néphrite chronique.

Nous avons rassemblé 11 cas de cette variété. Dans 8 cas, la cécité a été totale ou presque totale (72 °/₀). Dans 2 cas seulement, on a noté une amélioration visuelle après provocation de l'accouchement. Les primipares sont fréquemment atteintes (6 sur 11 cas). Dans 5 cas, les troubles survinrent à partir du sixième mois, une fois dans les suites de couches.

Le pronostic *quoad vitam* est des plus graves, presque la mort immédiate au cours d'un accès urémique avec ousans, hémiplégie a été observée 4 fois et la mort au bout d'un an et demi à deux ans est notée dans 2 cas.

Le pronostic pour l'enfant est également désastreux. Ces femmes n'accouchent jamais à terme et dans les 4 cas où l'enfant pouvait être viable, il mourut pendant l'accouchement.

Le pronostic de cette forme se rapproche donc de celui de la rétinite brightique en général, qui, on le sait, est un arrêt de mort dans les deux premières années qui suivent la constatation de la rétinite.

Belt, en effet, sur 419 malades, en a vu 65 °/₀ succomber la première année, 6 °/₀ seulement survécurent à la deuxième. Zimmermann note la mort dans 85 °/₀ des cas la première année, 93 °/₀ avant la fin de la seconde. Hæhnlé, dans le même temps, calcule 68 °/₀ et 83 °/₀. Lentze 62 °/₀ et 68 °/₀. Eutenauer 67 °/₀ et 83 °/₀.

La grossesse semble encore donner un coup de fouet à la néphrite, et aggraver d'autant le pronostic, puisque nous trouvons signalée, la mort *immédiate* pendant la grossesse dans 36 °/₀ des cas.

OBSERVATIONS

Obs. 214. — Beaumont. — D. C..., 21 ans, vint consulter le 21 décembre 1892 parce qu'elle souffrait de la tête depuis quelques années et que sa vue avait baissé depuis huit jours. A l'examen on constate OD V = 6/24 ; OG V = 6/18. A l'ophtalmoscope : OD névrite optique, œdème surtout marqué au bord interne et quelques petites plaques blanchâtres disséminées le long des vaisseaux ; OG même aspect mais moins accusé. Veines tortueuses et dilatées des deux côtes. Urine D : 1020, très albumineuse, pas de cylindres. Son état général était excellent et elle refusa de croire qu'elle était sérieusement malade.

Elle revint un mois plus tard (en janv. 1893) et annonça que dans l'intervalle elle s'était mariée. Même état. A l'ophtalmoscope

V = 6/6. On l'avertit du danger d'une grossesse dans sa situation.

En mars 1893, OD : macula stellaire caractéristique V = 6/18 ; OG : taches blanches irrégulièrement disséminées V = 6/6.

En avril, même état. Traces d'albumine, pas de cylindres.

Le 4 mai ni céphalée ni vomissements, ni œdème, pas de signes de grossesse ; trace d'albumine persiste. On lui explique à nouveau les fâcheuses conséquences d'une grossesse.

Elle n'est revue que le 3 décembre 1893, enceinte de six mois, elle est réveillée dans la nuit par des douleurs abdominales tombe rapidement dans le coma et *meurt* le même jour.

Obs. 215. — Blacke. — B..., 24 ans, I-pare, six mois et demi, entre à l'hôpital le 23 décembre 1901. Urines : 1/2 albumine et cylindres épithéliaux ; constipation ; 3 accès après l'admission.

A l'ophtalmoscope : OD œdème papillaire cachant les vaisseaux et quelques taches d'œdème rétinien ; OG œdème papillaire quelques exsudats blanchâtres. Dix jours après son admission on constate des hémorragies. OD V = 20 J. ; OG V = 14 J. L'urine contient toujours de l'albumine, mais la malade s'améliore par le traitement et accouche d'un enfant mort sans attaques nouvelles.

L'enfant mourut sans doute juste avant ou pendant le travail.

A l'examen ultérieur des yeux : atrophie optique et lésions rétiniennes marquées.

En février 1903, enceinte à nouveau de huit mois. Urines albumineuses, strabisme interne OD dû sans doute à une hémorragie nucléaire de la VIe paire avec atteinte de la VIIe. OD V = J. 16 à 7 pouces ; OG V = J. 2 à 10 pouces. On provoque le travail avec le dilatateur de Bossi. On extrait un enfant vivant qui mourut au bout de vingt minutes. Suites de couches bonnes. Quand elle quitte l'hôpital, urines encore albumineuses OD V = J. 14. OG V = J. 2 à 6 pouces.

En mars 1904 rentre de nouveau à l'hôpital avec myosis, œdème malléolaire et incontinence des sphincters. Urine 1/5 albumine. A l'ophtalmoscope, signes de vieille rétinite ODG avec atrophie secondaire de la papille. *Mourut* d'urémie quatre jours après son admission. A l'autopsie : petit rein blanc contracté.

Obs. 216. — EUTENAUER. — E. S..., 26 ans, I-pare. En février 1893, au septième mois d'une grossesse apparaissent des troubles visuels. Quelque temps avant, œdème des jambes et du visage, une néphrite fut diagnostiquée et en raison de l'affection oculaire, l'accouchement fut provoqué. Déjà avant la grossesse, une rétinite albuminurique avait été diagnostiquée.

3 *mars* 1893. — La malade trouve une amélioration de la vision. OD = doigts à 4 mètres; OG V = 20/100.

OD : papille blanche à contours nets. Au niveau de la macula, grand foyer pigmentaire qui paraît appartenir à la rétine, quelques foyers pigmentaires périphériques. Petits exsudats blanchâtres disséminés et quelques hémorragies.

OG : papille très blanche, mêmes altérations.

La malade *mourut* en 1895 complètement *aveugle*.

Obs. 217. — EUTENAUER. — L. H..., 27 ans, III-pare, céphalée fréquentes et vomissements dans l'enfance. Bonne vision. Menstruation régulière. Mariée à 23 ans. 2 grossesses interrompues à cinq et six mois, l'une à la suite d'une chute.

L'année suivante, nouvelle grossesse et néphrite ; des *convulsions* apparurent qui amenèrent un accouchement prématuré. Perte de connaissance durant huit jours. Quand la malade revint à elle (après l'accouchement), elle remarqua qu'elle ne voyait plus comme autrefois.

Examen le 30 décembre 1875. Femme cachectique, maigrie et pâle, léger œdème malléolaire, aménorrhée depuis trois mois, 2e bruit aortique claquant. Urines claires. D. 1010 ; albumine 2 °/°°, nombreux cylindres épithéliaux et granuleux.

Examen oculaire. — Pupilles égales, réactions normales.

OD: papille nette, un peu pâle, artères étroites, légères altérations pigmentaires péripapillaires. En dehors de la papille, quelques plaques blanchâtres réfringentes.

OG : papille très pâle, nettement limitée, artères étroites, lamina cribrosa visible ; altérations pigmentaires péripapillaires très marquées.

10 *janvier* 1896. — Une grossesse de quatre mois est constatée. État général satisfaisant, diète lactée, même fond de l'œil.

16 *janvier* 1896. — Hémorragies rétiniennes. Urine 2000 cc.

21 *janvier* 1896. — V = 6/12, même état : les hémorragies paraissent avoir diminué.

3 *février* 1896. — On *provoque* l'accouchement.

25 *février* 1896. — *Mort* par apoplexie et hémiplégie gauche et aphasie.

Obs. 218. — Kristeller. — L. W..., 32 ans, I-pare, vient consulter, le 5 décembre 1898, à la Clinique ophtalmologique de Rostock.

Antécédents personnels. — Catarre vésical depuis cinq ans, avec récidives de temps à autre, actuellement encore urines sanglantes, ténesme. Pas d'autres maladies, pas de scarlatine, pas de pertes blanches.

En 1897, première grossesse. Au sixième mois (octobre 1897) elle fut prise un soir de céphalée violente et d'épitaxis, et le lendemain remarqua que sa vue était affaiblie ; huit jours après elle alla consulter un oculiste qui fit une saignée locale, et conseilla de ne pas attendre la fin de la grossesse, en raison de la grande quantité d'albumine.

Le 27 *octobre*. — On *provoqua* l'accouchement. Enfant mort. Jamais d'œdème des pieds. Albumine serait disparue six semaines après.

Au début de 1898, il lui sembla que les troubles visuels n'étaient pas identiques des deux côtés, que l'œil droit était plus mauvais que le gauche et qu'elle voyait des mouches à gauche.

Dans le courant de l'année il y eut une légère amélioration et l'état s'est maintenu stationnaire depuis le mois d'août.

État actuel, 5 *décembre* 1898. — Pupilles égales, réactions normales. OD : papille floue, légèrement blanchâtre, vaisseaux très étroits à la sortie. En dehors de la papille, quelques petites taches blanchâtres très fines, quelques-unes plus rares à la partie inférieure. Ilot pigmentaire noirâtre au niveau de la macula.

OG : trouble appréciable du vitré, papille offre le même aspect qu'à droite, petits foyers blanchâtres identiques en dehors, macula normale.

OG — 0,75, V = 0,2 — 0,3 ; OD — 0,50, V = doigts à 2 mètres. Urine albumineuse avec dépôt abondant expliqué par la cystite, leucocytes, hématies, cellules périmentaires, mais pas de cylindres.

8 *décembre* 1898. — Après filtration le dépôt est à peine marqué, albumine diminue.

OG — 1, V = 5/18, seulement quelques lettres ; OD V = doigts à 1 mètre.

Les troubles visuels persistent donc, malgré la régression de la néphrite.

Obs. 219. — KRIST ELLER. — Femme, III-pare, 21 ans, a eu il y a deux ans et demi une *néphrite* qui amena l'accouchement prématuré avec *éclampsie* et rétinite sérieuse. OG V : 1/10 ; OD : doigts à 0 m. 75. L'amélioration conduisit à 20/50 et doigts à 4 mètres, bien que l'albumine persistât encore deux mois *post partum*. La malade est soignée ensuite par VOSSIUS. La néphrite s'exacerba lors de la deuxième grossesse qu'on interrompit ; pas de troubles visuels cette fois ; tandis que la troisième s'accompagna de nouveau d'*éclampsie* et d'amaurose urémique au huitième mois, sans récidive de la rétinite et sans baisse durable de la vision. V = 6/12 du meilleur œil depuis deux ans. A l'ophtalmoscope, plaques atrophiques étendues avec pigmentation de la rétine, sans modifications vésiculaires appréciables.

Obs. 220. — OTTO MEYER. — 28 ans, I-pare, mariée depuis trois ans. 1re grossesse : enfant né en novembre 1897 au septième mois et mort dix semaines après. La malade semble avoir eu à cette époque des *lésions rénales*, il y eut un léger œdème, mais pas de crampes, ni de troubles visuels.

DR : Novembre 1898. Le 14 avril elle vint consulter parce que depuis vingt-quatre jours, elle avait un nuage devant les yeux et une violente céphalée.

Examen ophtalmoscopique. Neuro-rétinite albuminurique.

ODG: Papille gris jaunâtre légèrement proéminente, à limites floues, le fundus offrait une teinte gris blanchâtre dans une grande étendue. Nombreux exsudats blanchâtres dans la région maculaire au voisinage de la papille, petites hémorragies, autour des vaisseaux. Artères semblent normales ; les veines plus nombreuses et plus tortueuses. OD V = 1/10 ; OG : 1/30. Champ visuel normal pour le blanc. OD : scotome central pour le rouge ; le bleu et vert ne sont pas reconnus. OG : rétréci pour le blanc, les couleurs ne sont pas perçues.

Légère augmentation du ventricule gauche. Choc de la pointe un peu en dehors ; léger œdème des membres inférieurs, urine 1.500grammes en moyenne, D : 1.010, 3 gr. 50 d'albumine par litre. Dans le sédiment à côté des hématies rares, de nombreux leucocytes, cylindres hyalins et cornés. L'aspect de cette femme au quatrième mois était anémique, presque cachectique.

D: néphrite chronique exacerbée pendant et par la grossesse, et rétinite grave. On décida l'*avortement.*

Quatre accès urémiques se produisirent alors. Dans les moments de conscience la malade disait ne rien voir. Après l'avortement qui se fit sans hémorragies appréciables la malade se trouva pendant quelques jours dans un léger coma. Le cinquième jour après l'avortement V : mouvements de la main dans la périphérie du quadrant supérieur gauche des deux yeux. Papille en dilatation moyenne, presque sans réactions : pupilles moins floues, plaques et hémorragies diminuées en étendue et en nombre, veines paraissent normales. Les artères offrent le même aspect que dans l'embolie de l'artère centrale : calibre filiforme ; tout le fundus est d'une teinte grisâtre, mêlée d'une trace de rouge. Ce tableau s'accentua avec le temps.

La vision était restée très troublée. Les mouvements de la main ne demeuraient perçus que dans la moitié supérieure du champ visuel ils ne l'étaient pas dans la région correspondant à la macula.

L'œdème disparaissait lentement. Six semaines après l'avortement il y avait encore 1 à 2 grammes par litre d'albumine, 30 °/₀ d'hémoglobine dans le sang.

Obs. 221. — Nettleship-Johnston. — S..., 29 ans, VIII-pare, *rhumatisme* à 14 ans, *scarlatine* à 16 ans. Depuis son mariage à 16 ans, céphalée frontale et occipitale. Huit grossesses en dix ans, première grossesse trois ans après son mariage, enfant bien portant, deuxième grossesse il y a neuf ans, accouchement à huit mois, troisième grossesse accouchement à huit mois il y a sept ans, quatrième grossesse de cinq mois il y a sept ans et quatre grossesses ultérieures terminées toutes entre cinq et six mois.

Admise à Saint-Thomas Hospital, le 25 février 1885, elle accoucha peu après. Rétention placentaire, curage utérin deux jours après.

Le 13 *mars*. — Céphalée persistante, baisse de la vue peu marquée, anasarque, pouls 90, tendu. Urines D : 1015, albumine 1/6, pas de cylindres.

Le 15 *mars*. — Examen oculaire : OD papille œdématiée plus pâle, veines tortueuses, nombreux petits exudats blanchâtres, hémorragies ; OG même aspect, nombreux exudats blancs, plus grands qu'à droite, hémorragies plus nombreuses.

Examinée le 18 *août*. — Papille pâle, rétine légèrement trouble, quelques taches d'atrophie choroïdienne, avec pigmentation noirâtre, vision améliorée. Urine D : 1012, albumine 1/10 cylingranulo-graisseux.

Obs. 222. — J. Pley. — H. F..., 19 ans, I-pare, réglée à 14 ans, *diphtérie* en avril 1906. DR : 20 août 1906, vient consulter à la Maternité de l'Hôtel-Dieu le 11 décembre 1906, albumine en grande quantité. Râles de bronchite disséminés. On pense à une néphrite chronique liée à sa diphtérie. La malade se plaint en même temps de troubles oculaires.

21 *décembre*. — OG : veines dilatées et sinueuses, petites hémorragies le long des vaisseaux, petites taches exudatives en dedans de la papille. OD : taches exsudatives moins blanches qu'à gauche, à la périphérie.

31 *décembre.* — OG : œdème papillaire assez prononcé, papille saillante à bords flous. OD : léger œdème, vaisseaux tortueux, rouges, mêmes taches exudatives. Comme les lésions oculaires s'aggravent, on décide de placer un ballon.

1er *janvier.* — État stationnaire. Vue baisse de plus en plus. OG presque aveugle. A 9 heures, ballon, extraction du fœtus et curettage. Hémorragies utérines par déchirure incomplète du segment inférieur. Douleurs dans le bas-ventre. Pouls filant. Caféine, sérum. *Mort* à 7 heures du soir.

Autopsie. — Cerveau : très léger piqueté hémorragique. Foie petit. Deux taches ecchymotiques sur sa face convexe. Reins : droit normal; gauche : tache ecchymotique au pôle supérieur.

Obs. 223. — Polte. — X..., enceinte de sept mois, albumine. 12 grammes par litre, nombreux cylindres. Néphrite chronique. Se plaint de troubles de la vue.

A l'opthalmoscope : ODG léger trouble de la papille et de la rétine avoisinante. A l'œil droit, du côté nasal de la papille, grande hémorragie en strie. Le lendemain au-dessous de la papille apparaît encore une petite hémorragie. Aucun changement dans la région maculaire.

En raison de ce symptôme ainsi que de l'œdème et de l'albumine, on *provoque* l'accouchement. Quelques jours après l'albumine était tombée à 3-4 grammes par litre ; OD : 2 petits foyers blanchâtres péripapillaires, hémorragies résorbées. OG : limites papillaires encore floues, veines dilatées, exsudats blanchâtres au-dessous de la papille et au-dessus de la macula, celle-ci était normale.

A la sortie de la malade, les papilles étaient encore troubles: les foyers n'avaient pas augmenté, la malade ne fut pas revue.

Obs. 224. — Wagner. — E. M..., 30 ans, est amenée à l'hôpital le 21 octobre 1854 : il y a six semaines, cette femme auparavant bien portante, a accouché au huitième mois; quinze jours avant son accouchement, elle présentait déjà de l'œdème des pieds, des organes génitaux et de l'ascite. A l'examen, œdème accentué des ambes, ascite très prononcée, hydrothorax bilatéral. Cœur offre un ventricule gauche dilaté et hypertrophié. Depuis quelques jours, vomissements. Urines diminuées, très albumineuses, avec cylindres épithéliaux. Depuis sept semaines baisse de la vision : les objets paraissent dans des nuages, il lui passe des éclairs devant les yeux. Pupilles réagissent normalement, fond paraît absolument noir. Dans les semaines qui suivirent : forts accès de dyspnée répétés. Œdème augmente.

Le 5 novembre. — Reconnaît à peine la lumière d'une lampe.

8 *novembre.* — N'a plus la perception lumineuse.

9 *novembre.* — Examen à l'atropine : milieux clairs OG, papille floue, rétine couverte d'exsudats hémorragiques et blanchâtres, surtout au voisinage de la papille, OD même aspect, macula invisible, papille très floue. L'œdème alla en augmentant et la malade *mourut* le 6 décembre après de forts accès dyspnéiques.

CHAPITRE IV

Névrite optique.

La rétinite albuminurique peut, nous l'avons vu, s'accompagner d'une infiltration œdémateuse assez marquée de la papille ; il s'agit alors d'une neuro-rétinite.

Dans certains cas, rares il est vrai, puisque nous n'avons pu en trouver que 16 observations dont 2 personnelles, la rétine reste saine durant toute la grossesse, mais il se développe une névrite optique, double le plus souvent, et plus ou moins accentuée.

Symptômes. — Cette névrite optique albuminurique gravidique, bien étudiée par Galezowski, s'observe moins souvent chez les primipares que chez les multipares (5 primipares pour 10 multipares), et surtout dans les trois derniers mois de la grossesse. Les femmes se plaignent au début de nuages, de mouches volantes, d'éclairs devant les yeux et souvent de douleurs orbitaires. Puis les troubles augmentent, mais progressivement : ils restent longtemps peu accentués, et ne deviennent graves que lorsqu'ils se prolongent. Rarement, la cécité est aussi complète que dans les névrites par tumeur cérébrale, par exemple. A l'ophtalmoscope, on constate une infiltration œdémateuse papillaire et péripapillaire, souvent peu prononcée, les vaisseaux sont ordinairement dilatés et variqueux.

Cette névrite guérit d'autant plus facilement que les fibres optiques auront subi moins de compression. Ordinairement la papille devient un peu exsangue, anémique et pâle, ses contours deviennent plus flous. La vision peut revenir à la normale (2 cas), ou tout au moins s'améliorer (4 cas). Mais il est des cas où le pronostic est plus sombre ; ce sont ceux où le début est plus précoce. La papille subit une dégénérescence atrophique très prononcée, devient complètement blanche, et il peut en résulter un trouble visuel très marqué quelquefois même la cécité absolue unilatérale (1 cas) ou bilatérale (5 cas).

Diagnostic. — La névrite optique albuminurique sera facilement différenciée de l'*amaurose* simple et de la *rétinite albuminurique* : l'examen du fond de l'œil tranche la question. Nous avons vu cependant que des amauroses successives pouvaient se compliquer d'atrophie optique.

Bosse a prétendu avoir trouvé chez un grand nombre de femmes enceintes normales des phénomènes congestifs du côté de la papille : contours flous, hyperhémie, mais pas de stase nette. Ces phénomènes objectifs, qui ne s'accompagnent d'aucun trouble subjectif, doivent disparaître en quelques jours après l'accouchement. Mais cet aspect du fond de l'œil n'a pas été retrouvé par d'autres auteurs. Nous-même, à l'examen de plusieurs centaines de femmes enceintes, n'avons jamais noté aucune modification du fundus chez la parturiente normale.

La *stase papillaire* due à la compression par *tumeur cérébrale* sera facilement éliminée.

On a signalé pendant la grossesse des cas de *névrite rétro-bulbaire* (Uhthoff, Mackenzie, Churchill, Level, Galezowski, Scheffczyk, Clemens, Sous). Plus souvent bilatérale qu'unilatérale cette lésion se développe généralement vers le quatrième ou cinquième mois de la grossesse : elle se manifeste par les signes subjectifs d'un scotome central ou une amblyopie centrale, avec des alternatives d'amélioration ou d'aggravation. Le scotome central prouve la nature toxique de l'affection, car, il est analogue à celui qu'on observe dans les intoxications par l'alcool et le tabac, le quinine, le sulfure de carbone. Il faudra donc rechercher s'il n'existe pas, dans les antécédents de la femme, des signes de l'une ou l'autre de ces intoxications, permettant de rapporter la névrite à sa véritable cause. Dans le cas contraire, d'après BERGER, elle devrait être attribuée à l'auto-intoxication gravidique.

Le *diabète*, le *paludisme*, la *sclérose en plaques*, le *tabès*, peuvent également donner naissance à une névrite optique, susceptible de s'aggraver au cours d'une grossesse.

La *syphilis*, si souvent ignorée et méconnue, doit être soigneusement recherchée. MEISSNER a observé une femme de 35 ans qui, six ans auparavant, avait contracté la syphilis, et qui fit au cours de cette infection une névrite optique grave dont elle guérit d'ailleurs. Au cours de deux grossesses successives, les troubles de la vue reparurent, pour disparaître après l'accouchement. Au troisième mois d'une troisième grossesse, la vision diminua de nouveau à tel point que la femme ne distinguait plus les doigts à la distance de 3 mètres. MEISSNER pense qu'il s'agit là d'une névrite syphilitique réveillée par chaque grossesse.

A propos de ce cas et surtout d'un cas communiqué par VON REUSS, HOCHENEGG fit remarquer que ces troubles oculaires survenant à chaque grossesse pouvaient être attribués à une *hypertrophie gravidique de la glande pituitaire*, hypothèse d'autant plus vraisemblable que dans le cas de VON REUSS, il existait de l'hémianopsie.

Après des *métrorragies* abondantes, on a pu observer un léger trouble de la papille, parfois même une névrite optique et même une stase papillaire (Neuburger). Dans deux cas d'Uhthoff il existait une névrite rétro-bulbaire avec scotome central. Cette altération de la papille peut se terminer par une atrophie totale ou partielle (Kries, Bistis). Malgré cette atrophie, il peut persister une assez bonne acuité visuelle. Mais le plus souvent l'atrophie est accompagnée d'une cécité complète. Chevallereau a publié un statistique de cas d'atrophie optique à la suite de métrorragies : on y trouve 9 accouchements à terme, 10 avortements, 8 pertes utérines sans grossesse, 1 fibrome utérin. Même dans les cas guéris, il persiste souvent un retrécissement du champ visuel, concentrique ou limité à un segment (Hirschberg). Parfois il existe un scotome central absolu, ou un scotome central seulement pour les couleurs. Berger pense que ces troubles oculaires sont dus à une auto-intoxication.

Au cours de la *lactation*, ordinairement deux mois environ après l'accouchement, plus rarement deux semaines après, apparaissent parfois des troubles visuels uni ou bilatéraux. A l'ophtalmoscope, on constate soit une névrite optique (qui peut affecter parfois le tableau de la stase papillaire), soit une névrite rétro-bulbaire avec scotome central. Il s'agit ordinairement de femmes âgées d'une trentaine ou d'une quarantaine d'années. Quelquefois plusieurs lactations antérieures se sont passées sans incidents ; dans d'autres cas, au contraire, des troubles oculaires apparaissent à chaque allaitement. La marche de la névrite optique est généralement lente. Dans la plupart des cas on note un rétablissement de la vision, tandis que le fond de l'œil redevient normal. Parfois cependant il peut persister des altérations du fond de l'œil (décoloration de la partie temporale de la papille), avec acuité normale. Quelquefois une atrophie optique s'installe, avec diminution de l'acuité visuelle et du sens des couleurs. Mais on ne connaît pas de cas de cécité définitive. BERGER attribue également ces troubles à une auto-intoxication.

Enfin il se développe parfois chez la femme enceinte non albuminurique une *névrite optique*, le plus souvent après le quatrième mois, généralement du septième au neuvième mois (BAR, POWER, KNAPP, DEVAL, LAWFORD-KNAGGS, BULL, WEIGELIN, HOLZBACH). Le développement de la névrite au premier mois de la grossesse (VALUDE) est exceptionnel. Cette affection est le plus souvent bilatérale ; elle se manifeste par une diminution de l'acuité centrale et une limitation du champ visuel, quelquefois en secteur (LAWFORD-KNAGGS). A l'ophtalmoscope, on note le tableau de la névrite optique qui souvent se termine ultérieurement par une atrophie de la papille. Ordinairement après l'accouchement on note le rétablissement complet de la vision (DEVAL, VALUDE). Mais quelquefois, une amblyopie persiste, ou même une cécité unilatérale, tandis que l'autre œil recouvre une assez bonne acuité visuelle (KNAPP, HOLZBACH). Parfois aussi un œil peut devenir aveugle tandis que l'autre offre seulement un rétrécissement du champ visuel. Souvent les grossesses ultérieures font reparaître la névrite optique (BULL) et même l'aggravent (BAR).

Cette forme se rapproche par beaucoup de points de la névrite optique albuminurique : elle en diffère par l'absence d'albumine. Nous avons vu que c'est là un caractère contingent. Toutes deux sont les manifestations de la toxémie gravidique : et l'arrêt de l'intoxication, c'est-à-dire la provocation de l'accouchement, entraîne dans les deux variétés, une amélioration des troubles.

Pronostic. — Si au contraire on abandonne la femme à elle-même, le pronostic est très réservé. L'*atrophie optique* est, nous l'avons vu, l'aboutissant presque constant de la névrite albuminurique (69 °/₀ des cas). Cependant, même avec une papille blanchâtre, il peut persister un certain degré d'acuité visuelle. Nous trouvons signalés 5 cas de cécité complète bilatérale et 1 cas de cécité unilatérale (35 °/₀ des cas) 4 améliorations et 2 guérisons.

La vie de la mère est également menacée puisque dans 2 cas la mort est survenue. Dans notre cas, la femme succomba trois ans après l'accouchement, sans doute du fait d'une néphrite chronique consécutive au rein gravidique.

Le pronostic pour l'enfant est également sombre : dans 3 cas où l'état du fœtus est noté : l'enfant est né mort, ou succomba peu de temps après la naissance.

OBSERVATIONS

Obs. 225 (*inédite*). — L..., 22 ans, II-pare ; aucun antécédent personnel. Réglée à quatorze ans et normalement depuis.

Première grossesse à 21 ans terminée à cinq mois et demi, albumine intense ; suites de couches normales. Pendant la grossesse des troubles visuels apparurent : la malade ne pouvait plus lire, mais après l'accouchement la vue s'améliora sans pourtant revenir à la normale.

Deuxième grossesse. DR : fin août 1903. Au début de janvier 1904 un œdème des membres inférieurs et de la bouffissure du visage engagèrent la malade à consulter un médecin qui constate de l'albumine et la met au régime lacté. A ce moment la vision qui ne s'était pas altérée davantage baisse progressivement. Des bourdonnements d'oreilles existent également ainsi qu'une céphalée tenace. Le 16 janvier, la vision est abolie, la femme distinguant à peine le jour de la nuit. Elle arrive dans ces conditions à la Maternité le 27 février 1904.

Utérus développé comme pour une grossesse de quatre mois ; col long, entr'ouvert à l'orifice externe. Pas de bruit du cœur fœtal. Albumine : 8 grammes.

Œdème de la face et des membres inférieurs, agitation extrême (2 gr. de chloral) T : 36°8 ; P : 112.

Examen visuel : OD : pupilles dilatées, décoloration blanchâtre de la papille, aucun exsudat ni pigmentation au niveau de la rétine V = 0.

En raison de ces symptômes l'*accouchement provoqué* est décidé et est pratiqué à l'aide de laminaires.

Le 4 *février* 1904. — Expulsion d'un fœtus macéré. Délivrance artificielle : placenta atrophié avec de nombreux infarctus.

11 *février* 1904. — La cécité persiste. L'état général s'améliore cependant : l'œdème régresse et l'albumine diminue.

A sa sortie de la Maternité la femme est incapable de se conduire.

D'après les renseignements que nous avons pu obtenir, la vision n'est jamais revenue. Pendant quelque temps la malade a pu circuler seule dans sa maison : mais l'albumine loin de disparaître a augmenté, l'œdème est reparu et la cécité est redevenue complète.

La malade est morte d'une crise urémique en janvier 1907.

Il s'agit probablement dans ce cas d'une néphrite brightique développée à la suite d'une néphrite gravidique.

Obs. 226 (*inédite*). — C... Sarah, 43 ans, scarlatine dans l'enfance, on n'a pas à cette époque analysé les urines, mais la malade dit n'avoir pas eu d'œdème.

16 grossesses. 7 enfants morts en bas âge.

En 1898, à l'occasion de sa 15e grossesse, la malade s'aperçut quelques mois avant l'accouchement que l'œil droit voyait moins bien, mais elle n'y fit pas attention car l'œil gauche était bon.

En 1900, nouvelle grossesse terminée au mois d'août par la naissance d'un enfant vivant. Dans le mois d'avril la malade remarque que sa vue se trouble de son œil gauche, elle va consulter un médecin qui la met au régime lacté qu'elle suit pendant les deux derniers mois de sa grossesse.

Le 25 *septembre* 1900. — Elle vint à la consultation de Lariboisière où on constate les lésions suivantes :

OD : Abolition du réflexe pupillaire, persistance du réflexe consensuel. Atrophie complète de la papille grisâtre et à limites floues. V = 0.

OG V : doigts à 30 centimètres. Le réflexe lumineux existe encore. Papille blanchâtre à contours indécis. Champ visuel rétréci : pas de dychromatopsie.

La femme n'est plus revue.

Obs. 227. — Bastide. — A... Ph., 32 ans, IV-pare, ménagère.

Pas de maladies antérieures, pas de syphilis.

Elle a déjà eu trois enfants, deux bien portants, le second mort à 9 mois. Ces grossesses ne présentèrent rien de particulier. Pendant tout le cours de sa quatrième et dernière grossesse, elle eut des céphalalgies violentes, lui ôtant tout repos ; dès le troisième mois, elle commença à ressentir des picotements dans l'OG, avec sensation d'étincelles et la vue se mit à baisser avec des douleurs périorbitaires assez vives. Deux mois avant l'accouchement, en novembre 1890, la cécité était complète de l'OG ; à ce moment l'OD commença à se troubler. Accouchement le 1er février 1891, les suites de couches semblaient bonnes quand, huit jours après, elle perdit tout à coup connaissance et fut prise de convulsions. Cet état dura cinq ou six jours ; un médecin trouva de l'albuminurie ; quand elle revint à elle, la malade était aveugle, ne distinguant même pas la lumière ; enfant vivant.

État actuel. — 19 juin 1891. Malade d'apparence robuste, santé excellente, sauf du côté des yeux, encore un nuage d'albumine. Des deux yeux, la pupille est dilatée, papille blanche, avec artères légèrement rétrécies.

V = 0. Aucune amélioration.

Obs. 228. — Bonte. — P. S., 38 ans, IX-pare, quatre enfants vivants, pas de fausses couches. Bonne santé antérieure. Le 9 octobre 1905, au début du huitième mois, la malade commence à ne plus voir de OG. C'est, dit-elle, un brouillard qui a envahi l'œil petit à petit et qui a mis trois semaines pour obscurcir complètement OG ; deux semaines plus tard l'OD baissa à son tour.

A ses dernières couches, six semaines avant l'accouchement, OG n'a plus vu ; mais trois jours après l'accouchement la vision est revenue. OD : non atteint.

A l'examen le 27 novembre 1908, pupilles largement dilatées, céphalée intense et persistante. OG : papille ovalaire, gris rougeâtre, légèrement saillante. à bords flous. OD : papille ronde, rouge foncé, bords distincts, saillants, œdémateux. Réflexes pupillaires abolis ODG. Rétines indemnes.

Albuminurie abondante. On donne KI et HgI^2, régime lacté absolu.

Le 9 *décembre*. — Accouchement laborieux au forceps d'un enfant en état de mort apparente qui meurt le lendemain. La mère a une crise de délire *post partum* et le lendemain a des hallucinations et céphalée. Reste au régime lacté. Malgré cela, le 1er mars 1907, cécité toujours complète, pupilles largement dilatées. OG : moitié interne de la papille a une coloration grisâtre, la moitié externe une coloration blanche nacrée à bords flous; papille peu saillante. Rétine normale. Même aspect OD.

Urine ne contient plus d'albumine.

La malade refuse les injections sous-cutanées et sous-conjonctivales.

Le 29 *mai* 1907. — (6 mois après le début) la malade est toujours aveugle.

Obs. 229. — Bousseau. — M..., 22 ans, I-pare, est prise de crises d'éclampsie au cours du neuvième mois de sa grossesse. Dans les cinq jours qui ont précédé son accouchement, elle perdit complètement connaissance et ne revint à elle qu'après l'accouchement ; deux jours après le 1er janvier 1868. A ce moment elle se plaint de ne plus voir : elle ne reconnaît pas les personnes qui l'approchent et ne distingue les lits voisins que d'une manière confuse. Urines albumineuses.

A l'ophtalmoscope : Congestion de la choroïde et de la rétine. Papille d'un rouge uniforme, œdémateuse : les parties voisines jusqu'à la macula sont infiltrées d'une matière louche opalescente.

Urines peu albumineuses.

Le 8. — Plus d'albumire, vision meilleure.

Le 15. — La malade peut se conduire, mais ne peut ni lire ni coudre.

Le 18. — La rétine a repris en partie sa transparence.

Dans les premiers jours de février, l'infiltration était disparue complètement.

La femme a repris ses occupations habituelles.

Obs. 230. — CHRONIS. — D..., 32 ans, I-pare, pas d'antécédents : grossesse en janvier 1873. Vers le sixième mois, œdème des jambes : quinze jours après la vue se trouble à tel point qu'au bout de deux semaines il lui était impossible de se conduire ; entre en juillet dans le service de PANAS. Trois jours après son entrée, fit une chute et accoucha prématurément (vers 7 mois). La vue revint progressivement, albumine dans l'urine.

Traitement : atropine, iodure de potassium, lait. Reste un mois au Vésinet. A ce moment est examinée par CHRONIS qui constate OD V = 1/10 ; OG V = 1/5, pas d'albumine.

Fonds : légers flocons du vitré, trouble péripapillaire peu prononcé, engorgement des veines, papille blanchâtre et excavée.

La malade est soumise à l'électricité pendant quarante jours. Amélioration notable. Perdue de vue en 1876.

Obs. 231. — FERRIÈRE. — X..., I-pare, entre dans le service d'accouchement du Dr Moussous, à la fin du huitième mois, se plaint de troubles visuels des yeux. Œdème des membres inférieurs et de la face. Albumine dans les urines. A l'examen ophtalmoscopique ODG papille œdémateuse, floue, diffuse, boursoufflée, artères fortement congestionnées et sinueuses, aucune lésion rétinienne ni maculaire.

La malade a accouché à terme et quitte l'hôpital, n'est plus revue.

Obs. 232. — GALEZOWSKI. — Femme espagnole, 28 ans. VIII-pare. Pendant la dernière grossesse est atteinte d'albumine sans troubles visuels. Quelques jours avant ses couches, elle s'est aperçue d'un voile devant les yeux et n'y a pas fait attention. Ce n'est que plus tard et après la délivrance qu'elle vint consulter GALEZOWSKI qui constate une névrite bilatérale sans la moindre lésion de la rétine OD V = n° 5 ; OG V = n° 3. Légère albuminurie persiste. Puis peu à peu sa santé est revenue, la névrite s'est dissipée : il existe encore un léger voile devant les yeux mais elle peut lire les caractères n° 2, de chaque œil.

Obs. 233. — GERMANN. — 28 ans, I-pare. En avril 1902 au troisième mois de sa grossesse, la femme remarque que sa vue baisse surtout à droite, et le 6 juillet, ne peut plus travailler, le 16 juillet est complètement aveugle.

Urine peu albumineuse. Bruits du cœur soufflants, rachitisme accusé. Vomissements fréquents. Pupilles dilatées au maximum des deux côtés et sans réflexes.

A l'ophtalmoscope, névrite optique bilatérale très marquée avec stase papillaire. A droite pâleur manifeste de la papille due à une atrophie commençante. V = OD perception lumineuse, OG = mouvements de la main.

Du 25 juillet au 1er août, on essaie le traitement syphilitique sans résultat ; on essaya ensuite les bains chauds et la pilocarpine, sudation abondante et légère amélioration. Le 17 août OD = mouvements de la main. OG V = 3/10.

L'auteur conseille l'accouchement prématuré. Le 27 août accouchement d'enfant vivant à huit mois. Suites de couches normales.

Le 7 *septembre*. — OD mouvements de la main, OG = 6/10. Malheureusement après l'atrophie s'installe.

Le 10 *janvier* 1903. — OD V = 0 ; OG = 4/10. Champ visuel limité à 30°.

Obs. 234. — KNAPP. — R. F..., 32 ans, X-pare, 5 enfants et 4 fausses couches, est au huitième mois d'une grossesse. Depuis sept semaines, violentes céphalées, vomissements. Depuis cinq semaines OD s'est brouillé, puis OG, et depuis huit jours est complètement aveugle des deux yeux. Actuellement (16 juillet), pas de convulsions. Les céphalées et vomissements ont cessé. Urines D : 1020, faibles traces d'albumine. Urée diminue.

Pupilles dilatées, immobiles, aucune perception lumineuse dans toutes les parties du champ visuel. Papilles blanches, indistinctes, artères rétrécies ; un peu d'œdème rétinien dans la région maculaire.

Le 20 *juillet*. — On provoque le travail. Accouchement d'un enfant mort. Mère meurt de septicemie.

Obs. 235. — Knapp. — Femme II-pare examinée le 4 octobre 1904. Dans sa grossesse précédente a perdu la vue après le travail pendant trois semaines, puis la vision s'est améliorée, mais compliquée d'asthénopie.

Grossesse actuelle de huit mois, sa vision se trouble à nouveau. Urines albumineuses. Papilles blanches et mal limitées. Champ visuel normal.

Obs. 236. — Knapp. — Femme I-pare, vue le 12 août 1904. Depuis trois mois sa vision s'est troublée en deux semaines. Céphalée, œdème des jambes, actuellement près du terme. Urines albumineuses. Papilles blanches. OD floue, gonflée dans sa moitié nasale, OG nette. Champ visuel normal.

Obs. 237. — W. Stone. — A. G..., 25 ans, II-pare. Pendant les derniers mois de sa grossesse précédente, la malade avait eu de la céphalée et des troubles de la vue qui ne disparurent que quatre semaines après l'accouchement.

Depuis lors elle n'avait eu aucun symptôme jusqu'au sixième mois de sa grossesse actuelle. La céphalée, les troubles visuels reparaissent et on note de l'œdème de la face et des membres. L'urine contenait une grande quantité d'albumine et des cylindres, 11 grammes d'urée par vingt-quatre heures, ni leucine, ni tyrosine.

A l'examen des yeux, on note une atrophie optique très marquée qui résultait sans doute de la grossesse ultérieure. De nombreuses taches hémorragiques se trouvaient disséminées sur tout le corps, ressemblant à des contusions sans qu'on en trouve la cause.

On *provoqua* l'accouchement à l'aide d'un ballon de Champetier et l'on extrait un fœtus de six mois et demi, qui vécut douze heures. L'œdème de la mère persiste quelques jours après l'accouchement puis disparut et la guérison fut rapide, bien qu'il existât encore de l'albumine et des cylindres au moment de son départ.

L'autopsie de l'enfant montra : hémorragies du thymus, de l'estomac, de la rate. Pas d'hémorragie dans le foie, mais congestion marquée et masses hyalines dans les petits vaisseaux. Congestion intense du rein et quelques petites hémorragies intratubulaires et dans la capsule de Bowmann.

Obs. 238. — Veit. — A vu une femme enceinte présenter dans les derniers mois de sa grossesse, une névrite optique en même temps qu'une forte albuminurie. Jusqu'alors la vue avait toujours été bonne. On pratiqua l'accouchement, ce qui amena la disparition complète de l'albuminurie et des troubles visuels.

Obs. 239. — Henry Williams. — Le 28 juin 1873 je fus consulté par une femme mariée de 43 ans qui voulait des verres pour corriger sa vision. Après deux fausses couches, elle avait accouché à terme quatre mois auparavant. Pendant sa grossesse ses urines étaient très albumineuses, elle avait eu des céphalées ntenses et avait été sur le point de perdre la vue. Après sa déivrance sa vue était restée mauvaise aussi bien pour les objets rapprochés que pour les éloignés.

Examen : champ visuel normal. A l'ophtalmoscope, atrophie blanche bilatérale sans lésions rétiniennes. Je me crus autorisé à porter un pronostic favorable.

(La malade n'a plus été revue.)

CHAPITRE V

Traitement.

Le traitement des troubles oculaires au cours de l'albuminurie gravidique sera à la fois prophylactique et curatif.

Traitement prophylactique. — Au cours de la grossesse on devra soigneusement pratiquer *l'examen des urines* dès le le cinquième mois, et mettre la femme au régime habituel dès que la présence d'albumine est constatée. Nous n'insisterons pas davantage sur cette précaution banale aujourd'hui, et couramment observée.

Mais l'examen des urines ne suffit pas. Nous avons vu que les troubles oculaires peuvent précéder l'apparition de l'albuminurie, ou même que celle-ci peut manquer complètement. Quand l'accoucheur constatera chez une femme enceinte des mouvements répétés, une céphalée persistante, une agitation plus ou moins marquée, une diminution de l'urée excrétée ; même si l'urine ne contient pas d'albumine, ces signes de toxémie gravidique devront le mettre en garde, et l'examen oculaire peut être d'un grand secours. Posey et Hirst en rapportent un exemple typique. Si l'ophtalmoscope n'avait pas révélé la malignité de la toxémie, il est probable que la grossesse n'eût pas été interrompue et la femme serait peut-être morte éclamptique.

L'examen ophtalmoscopique s'impose donc chez toute

femme enceinte, présentant des signes d'intoxication gravidique, d'autant plus que l'ophtalmoscope peut déjà déceler de faibles lésions du fond de l'œil, alors même que les signes oculaires subjectifs font défaut ou n'attirent pas l'attention de la femme. Et, grâce à une thérapeuthique active, les troubles se termineront alors toujours par la guérison.

Traitement curatif. — Quelle est donc la conduite à tenir en face d'un trouble oculaire dûment constaté ?

L'ophtalmoscope rend de grands services en permettant de différencier d'une part les troubles sans lésions du fond de l'œil, l'amaurose pure, des rétinites et névrites albuminuriques.

Dans l'*amaurose*, en raison de son caractère essentiellement transitoire, de son pronostic généralement favorable, il y a peu d'indications à intervenir. Mais si l'amaurose est ordinairement bénigne en soi, elle est cependant l'indice d'une imprégnation grave de l'organisme par le poison gravidique: de plus elle annonce souvent l'éclampsie, quand elle ne l'accompagne pas. C'est donc en réalité beaucoup plus le traitement de l'éclampsie qu'on aura à instituer dans ces cas, que le traitement de l'amaurose proprement dite. C'est dire que, suivant ses préférences, on pratiquera ou non, l'évacuation de la cavité utérine, ou bien on instituera un traitement antitoxique (diète hydrique, lavages intestinaux, saignée). Nous dirons seulement que la saignée qui donne d'excellents résultats dans le traitement de l'éclampsie, doit être ici maniée avec prudence. Une perte de sang peut causer en effet des troubles amaurotiques plus ou moins graves. HIRSCHBERG rapporte le cas d'une femme albuminurique au sixième mois de sa deuxième grossesse qui se plaignait de vertiges et d'un léger trouble de la vue. On pratiqua une saignée qui amena rapidement une diminution de l'acuité visuelle et bientôt la cécité complète. La femme perdit connaissance et accoucha d'un enfant mort. Quand elle revint à elle, elle ne recouvra la vue que très lentement. Nous avons d'ailleurs suffisamment insisté sur les lésions de névrite et d'atrophie optiques causées par des métrorragies au cours de l'accouchement.

En cas de *neuro-rétinite albuminurique*, il faut encore distinguer les troubles purement gravidiques et ceux qui sont causés par une néphrite aiguë ou chronique.

Dans la *neuro-rétinite albuminurique gravidique,* si les lésions apparaissent *dans les six premiers mois*, tous les auteurs sont d'accord pour interrompre la grossesse. L'enfant a peu de chances d'aller à terme, la vue de la mère est sérieusement menacée et l'affection rénale sera certainement aggravée.

Les divergences commencent quand il s'agit de la conduite à tenir en face d'une neuro-rétinite apparaissant *dans les trois derniers mois de la grossesse.* Deux camps sont en présence : les temporisateurs d'une part, les interventionnistes d'autre part : d'un côté l'intérêt de l'enfant, de l'autre celui de la mère.

Malgré l'interruption de la grossesse, disent les non-interventionnistes, la vie de la mère est menacée et le rétablissement de la vue n'est nullement garanti. D'autre part, la rétinite même compliquée de décollement, peut guérir sans intervention thérapeutique. Le rôle du médecin est donc de conserver la vie même naissante et non pas de la troquer contre un avantage, peut-être illusoire : la préservation de l'acuité visuelle de la mère.

Assurément, répondent les interventionnistes, nous ne garantissons pas le recouvrement de la vision dans tous les cas ; mais au moins la vie de la mère a-t-elle beaucoup de chances d'être sauvegardée. Et nous plaçons la vie de la mère au-dessus de celle de l'enfant.

Telle est l'opinion défendue avec beaucoup d'énergie, surtout par les auteurs américains, à la suite de LORING, HOWE, BARKER. POOLEY se rencontre parmi les plus affirmatifs. « Dans la neuro-rétinite albuminurique la provocation du travail n'est pas seulement justifiable, elle est exigée, ordonnée. » Les auteurs allemands avec SILEX, HAMMERSCHLAG et les auteurs français avec DE LAPERSONNE, MORAX, la plupart des accoucheurs partagent cette opinion. Il y a déjà quelque vingt ans, le professeur PINARD exposait en quelques lignes la conduite à tenir en pareil cas: « Quand chez une femme enceinte primipare ou multipare, on a constaté l'existence d'une albuminurie grave (anasarque, troubles persistants de la vue), et que sous l'influence du régime lacté absolu, continué pendant huit jours au moins, l'albumine ne diminue pas ou continue à faire des progrès, alors que les symptômes s'aggravent, on doit, dans l'intérêt de la mère, interrompre le cours de la grossesse. »

AXENFELD est en quelque sorte la transition entre les deux camps. Il préconise l'expectative ; mais il admet l'intervention quand l'acuité visuelle est descendue au-dessous de 1/6 et quand on croit avoir des chances d'obtenir un enfant vivant.

C'est en somme cette note sentimentale qui est la clef du problème. Peut-on sacrifier l'enfant ou la mère ? Ou bien est-il permis, qu'au prix d'un enfant vivant, la mère achète la perte de sa vue ?

Nous allons essayer de résoudre la question, en nous basant sur les chiffres fournis par nos observations.

Compter sur un enfant vivant est dans l'espèce fort problématique. Plus de la moitié des fœtus naissent morts, et parmi les autres, beaucoup meurent peu de jours après la naissance. On peut dire, nous l'avons vu, que la mortalité fœtale est de 79 °/o. Dans l'espérance d'obtenir un enfant vivant, doit-on sacrifier la vue ou même la vie de la mère? Nous ne le croyons pas.

L'acuité visuelle maternelle est en effet sérieusement menacée puisque la cécité ou une très forte diminution visuelle s'observe dans 44,5 °/₀ de cas. Le pronostic pour la vie est lui-même sérieux, puisque la mort est notée dans 13 °/₀ des cas.

Est-ce à dire qu'après la provocation du travail, on est certain de conserver à la mère la vie et la vue? C'est probable si l'intervention est suffisamment précoce, mais on ne peut l'affirmer. Et c'est précisément parce que en l'état actuel de nos connaissances, nous ne possédons aucun signe clinique ou ophtalmoscopique nous permettant de dire qu'une rétinite est bénigne, qu'une autre est grave, que tel cas guérira après l'accouchement, que tel autre persistera; c'est pour cette raison que nous devons, dans tous les cas, interrompre immédiatement la grossesse, dès que nous constatons les signes ophtalmoscopiques d'une rétinite. Il est inutile et même dangereux de perdre un temps, souvent précieux, à mettre la femme au régime lacté.

Il est un fait qui se dégage des cas publiés, c'est que parmi les cas où la femme est morte ou est demeurée complètement aveugle, pas un seul ne fut traité par l'accouchement provoqué, et sur les 14 cas où l'abaissement de la vision fut très marqué, dans un seul on interrompit la grossesse, encore était-il trop tard. Assurément on a obtenu une amélioration et même la guérison sans intervention : puisque l'interruption de la grossesse ne fut pratiquée que dans 47 °/₀ des cas où la vision s'est améliorée.

Mais, parmi les cas améliorés, nous comptons ceux où l'acuité est de 5/25. Certes, avec une telle acuité, une femme riche, mondaine, est un peu gênée; mais elle peut encore continuer à mener son train de vie habituel et profiter de l'existence. Mais que peut faire, dans les mêmes conditions, la femme d'un ouvrier, avec sa nombreuse famille ? Quels services peut rendre dans son foyer une mère qui n'y voit pas ? Incapable de coudre et de raccommoder le linge de ses enfants, ne pouvant travailler dans son ménage, à la charge des siens ? elle est bientôt obligée de s'en remettre à des tiers ou de se désintéresser de tout. A moins de circonstances très favorables, au bout de peu de temps, c'est la ruine et la déchéance de la famille.

Nous rapportons l'exemple navrant de cette mère de famille de 34 ans, qui, devenue pratiquement aveugle par rétinite, au cours d'une grossesse qu'on laissa aller à terme, tenta plusieurs fois de mettre fin à ses jours et d'asphyxier ses 4 enfants. Privée de toutes ressources, incapable de travailler, jetée à la rue par son logeur ; elle vint demander asile à l'hôpital (obs. 51).

Que conclure de ces faits ? Ne vaut-il pas mieux, au point de vue social, comme au point de vue familial, que l'enfant ne naisse pas et que la mère conserve la vue ?

L'interruption de la grossesse est donc justifiée en cas de neuro-rétinite gravidique.

Le médecin devra également exposer à la femme les dangers qu'elle court en devenant enceinte une deuxième fois. Assurément, il est des cas où ni la rétinite, ni la lésion rénale ne se reproduisent aux grossesses suivantes, mais nous avons vu que dans 13 °/o des cas, l'aggravation visuelle est très marquée et que la femme peut même succomber.

On ne peut formuler ici de règle générale. Il faut envisager chaque cas en particulier : s'inspirer des conditions individuelles et familiales. Sans aller jusqu'à pratiquer la castration comme le conseille Snell, Holzbach, nous croyons qu'il est sage d'interrompre immédiatement la grossesse au moindre trouble oculaire, chez la femme qui aurait déjà eu une neuro-rétinite gravidique.

Si la provocation à l'accouchement est indiquée dans le cas de neuro-rétinite gravidique, elle l'est encore davantage en cas de rétinite due à une néphrite aiguë et surtout chronique. La cécité et la mortalité maternelles sont ici encore plus considérables. Les chances d'avoir un enfant vivant sont des plus minimes; tout invite donc à arrêter la grossesse dès que la complication oculaire est constatée.

On instituera également le traitement de l'affection rénale. La diète lactée, les ventouses sèches ou scarifiées dans la région lombaire seront utiles au moment des poussées rétiniennes, surtout s'il existe de la céphalée et de la stase papillaire. On mettra également la rétine au repos en plaçant la malade dans une chambre faiblement et régulièrement éclairée et en proscrivant toute occupation de lecture ou d'écriture.

Quant à l'intervention chirurgicale, la décapsulation rénale dans le traitement des troubles visuels en rapport avec les néphrites, elle a donné entre les mains de Edebohls (1), de Suker (2), de Pousson (3), de Viannay et Nordmann (4) quelques succès. Mais il faut reconnaître que les échecs dépassent de beaucoup les résultats favorables.

1. Edebohls. *Med. Record*, mars 1903; *New-York med. Journ.*, mars 1904.

2. Suker. *Journ. of. am. med. assoc.*, 27 février 1904.

3. Pousson. Chirurgie des néphrites, Paris, Doin, 1910.

4. Viannay et Nordmann. *La Loire médicale*, 15 juin 1910.

CHAPITRE VI

Conclusions.

1° La toxémie gravidique, qui détermine le passage de l'albumine dans l'urine peut causer un certain nombre de troubles oculaires: l'amaurose, sans lésions ophtalmoscopiques, la rétinite et la névrite optique.

L'albuminurie est un facteur fréquent, mais contingent et accessoire.

2° L'amaurose dite albuminurique est habituellement fugace et transitoire. Son pronostic est bénin. Elle semble due à la chlorurémie.

3° La rétinite dite albuminurique doit être différenciée de la rétinite survenant chez des femmes enceintes atteintes de néphrite aiguë ou chronique. Elle paraît due à l'azotémie.

Son pronostic en est moins sombre, bien qu'il doive cependant être réservé *quoad visum* et *quoad vitam*.

4° Le pronostic des rétinites par néphrite aiguë ou chronique est très sombre pour la mère et pour l'enfant.

5° La névrite optique peut accompagner la rétinite ou exister isolément. L'atrophie optique en est souvent la conséquence. Une amélioration visuelle peut cependant survenir ; mais la cécité complète est fréquemment observée.

6° Dans toute grossesse, s'accompagnant de phénomènes de

toxémie il faut examiner le fond de l'œil, car parfois il existe des lésions oculaires, sans que la malade accuse de troubles subjectifs.

7° En cas d'amaurose pure, l'expectative armée peut se défendre.

8° Mais en cas de neuro-rétinite albuminurique, on aura recours à l'accouchement prématuré et même au besoin à l'avortement, sans attendre que la vue et la vie de la mère soient en danger.

9° On exposera à la femme les dangers qui peuvent résulter pour sa vie et pour sa vue d'une grossesse ultérieure. Si ces conseils ne sont pas suivis, on se guidera suivant les circonstances.

BIBLIOGRAPHIE

1820. DELARUE. — Traité des maladies des yeux, p. 392.

1825. DERVEES. — *A compendious syst. of Midwifery*. London, p. 505.

Mme LACHAPELLE. — Pratique des accouchements, III, p. 11.

1838. MERRIMAN SAMUEL. — *A synopsis of the various knids of difficult parturition*. London, p. 295.

CARRON DU VILLARDS. — Guide pratique des maladies des yeux, II, p. 504.

1841. PÉTREQUIN. — Traité pratique de l'amaurose.

1847. LEVER. — *Guy's Hospit. Reports*, V, p. 17.

1848. CUNIER. — *Ann. d'Oculistique*, XIX, p. 133.

RINGLAND. — *Dublin med. Press*, 9 fév.

1851. CROSSE. — *Cases in Midwifery*. London, p. 155.

1852. LITZMANN. — *Deutsche Klinik*, 31 juill., p. 343.

1854. LEVER, in CHURCHILL. — *Dublin. quart. Journ. of. med. Sc.*, mai, p. 257.

VON GRÆFE. — *Arch. f. opht.*, I, 1, p. 362.

1855. VON GRÆFE. — *Arch. f. ophtal.*, II, 1, p. 222.

1856. ARLT. — *Krankh. des Auges*, II, p. 119.

1857. WAGNER. — Uber Amblyopie und Amaurose bei Bright krankh. *Virchows Arch.*, XII, p. 218.

1858. DESMARRES. — Traité des mal. des yeux, III, p. 502.

1861. SCHOEN. — Amaur. compl. Eklamps. *Allg. Wiener med. Zeit.*, p. 433.

KRAUS. *Allg. Wiener med. Zeit.*, p. 387.

1862. DEVAL. — Traité des mal. des yeux, p. 710.

1863. RAMSBOTHAM. — *Med. Times and Gaz.*, 7 mars, p. 235

BOWMANN. — *Med. chir. Trans.*

BECKER-LAURICH. — *Monatsch. f. Geburtskunde*, XXII, p. 272.

LAWSON. — *Ophtalm. Hospit. Rep.*, IV, p. 65.

1864. EASTLAKE. — *Trans. of the Obst. Soc. of London*, V. — *Med. circular.*, 19 mars.

1868. BOUSSEAU. — *Des rétinites second. et sympt.* Th. Paris.

1870. SCHMIDT-RIMPLER. — Ueber uræmische Amaurose. *Berl. klin. Woch.*, p. 575.

1871. SIMPSON. — *Select. Obst. and Gyn. Works*, I, p. 301.

1872. BRECHT. — Ein Fall von Netzhautablœsung. *Arch. f. Opht.*, XVIII, 2, p. 102.

1873. GREVE. — Eklamps. partur. *Deuts. Klinik.*, n° 28, p. 262.

WEBER. — Amaurose im Wochenbette. *Berlin klin. Woch.*, p. 265.

WILLIAMS. — Puerperal amaurosis. *Boston m. and s. J.*, p. 373.

1874. GALEZOWSKI. — Des altérations oculaires des femmes enceintes. *Rec. d'opht.*, p. 365.

1875. SCOTT. — *Trans. Ohio. med. Soc.*

VOELKERS. — In Ziemsenn's spezielle Path., IX.

1876. DECOIN. — Eclampsie avec amaurose. *Gaz. Hôp.*, p. 210.

CHRONIS. — *Recueil d'opht.*, p. 133.

1877. REULING. — *New-York med. Journ.*, octob., p. 393.

HERTER. — Retin. alb. mit. Netzhantablœs. *Charité Annalen*, p. 519.

LEBER. — Uraemische Amaurosis. *Handbuch von Graefe und Sœmisch*, I, Aufl. Bd V., p. 958.

1878. LANDESBERG. — *Arch. f. Opht.*, XXXIV, p. 195.

MANDELSTAMM. — *Petersb. med. Woch.*

MAXWELL. — *The Lancet*, 21 déc.

MACNAMARA ET POTTER. — *The Lancet*, p. 842.

PANAS. — Leçons sur les rétinites.

WEBER. — *Berlin. klin. Woch.*, p. 5.

1879. WALLISER. — *St-Louis med. Journ.*, XXXVI, p. 63.

ANGEAR. — *Id.*, XXXVII, p. 379.

W. OXLEY. — *The Lancet*, 29 mars.

HORSTMANN. — *Vers. der deuts. Naturf.* Baden-Baden.

1880. POWER. — Diseas. of the eye in pregnancy. *Lancet*, p. 709.

1881. VON HECKER. — Beob. aus dem Gebæranstalt zu München, p. 75.

1882. Szili. — Vorüb. Erblind. im Wochenbett. *Zentralbl. f. Augenh.*, p. 109.

1883. Loring. — *New-York med. Journ.*, XXXVII, p. 3.

Cronyn. — *Buffalo med. Assoc.*, 6 mai.

Galezowski. — *Recueil d'opht.*, p. 701.

Emrys-Jones. — Retin. album. *Brit. m. J.*, p. 712.

Southey. — *The Lancet*, 13 janv. p. 47.

Holmes. — Puerp. rétin. *Arch. f. Augenh.*, XII, p. 89.

Schweigger. — *Arch. f. Augenh.*, XII, p. 52,

Salter. — Nephritis in pregn. *Brit. im J.*, p. 156.

Metaxas. — *Des troub. ocul. de la grossesse.* Th. Paris.

1884. Lutz. — *Aug. Krankh. in Gravid.* Diss. Tubingen.

Schœler. — *Jahresber. der Augenklin.* Berlin.

1885. Howe. — Ret. alb. in pregn. *Am. J. of Opht.*, II.

Cheatham. — *Journ. of. the Am. Med. Assoc.*, 8 avril.

1886. Teillais. — Hém. ocul. de la grossesse. *Ann. ocul.* p. 23.

Nettleship. — Retin. album. of pregnancy *Opht. Hosp. Rep.*, XI, p. 67.

Risley. — Alb. ret. *Opht. Review*, p. 272.

Matteson. — Sudden blindness during labor. *Med. a Surg. Reporter*, 1er mai.

Grœnouw. — In *Græfe und Sæmisch*, II Aufl. XXII, p. 110.

Moore. — *New-York med. Journ.*, 17 avril.

1887. Kepincki. — *Medycyna*, p. 48.

Furst. — Bezieh. zwisch. Nier. und Angenkrankh. *Berlin med. Woch.*, n° 18.

Webster. — *New-York Opht. Soc.*, 11 avril.

Wadsworth. — Alb. of pregnancy. *Trans. of Am. Opht. Soc.*, p. 572.

Callan. — *New-York Opht. Soc.*, 11 avril.

Nordenson. — *Die Netzhautablœsung.* Wiesbaden.

Williams. — *St-Louis med a surg. Journ.*, nov.

1888. Hood. — *Trans. of the Obst. Soc. of London*, XXIX p. 55.

Markuse. — *Zeits. f. Klin. Med.*, p. 495.

Freyer. — *Trans of Med. Assoc. Missouri.*

Dehenne. — *Soc. franç. d'ophtalm.*

De Lapersonne. — De l'intervention dans la rétin. gravidique. *Archiv, d'opht.*, VIII, p. 266.
Pooley, — Ret. alb. in pregn., *Med. Rec.*, 25 janv.
Ryerson. — *N.-Y. med. Record*, 24 mars.
Thomson. — *Id.*, mars.
Kraskovski. — *Vratch.*, p. 216, n° 11.
1889. Prouf. — *Soc. fr. d'ophtalm.*
Lotz. — Netzhautablœs. infolge Retin. alb. *Klin. Monatsbl. f. Augenh*, p. 364.
Jocqs. — *Presse médicale.*
Wecks. *Arch. f. Augenh.* XXI, p. 66.
De Witt. — Total blindness in eclampsia. *Cincinn. Lancet and Clinic*, XXII, p. 374.
1890. Cohn. — Uterus und Auge-Wiesbaden.
Adamuck. — *Wiestnik. opht.*, VII, p. 298.
1891. Schreiber. — 8ter Jahr. der Augenh. Magdeburg, p. 17.
Fischel. — Retin. in Schwang. *Prag. m. Woch*, 4 fév.
Schweigger. — Handb. der Augenh., p. 492.
Van Fleet. — *N.-York med. Journ.*, 26 sept.
1892. Valude. — Atrophie optique durant la grossesse. *Ann. d'ocul.*, CVII, p. 271.
Bull. — *Id.* CVII, p. 286.
Hirschberg. — *Zentralbl. f. pr. Aug.*, p. 157.
1893. Eliasberg. — Amaur. urem. *Zentralbl. f. pr. Augenh.* XVII, p. 570.
Bastide. — Troubles ocul. dus à la puerpér. Th. Paris.
Knapp. — Reflex Ambl. in pregn. *Brit. M. J.*, II, p. 231.
1894. Ferrière. — Th. Bordeaux.
Alt. — Ret. alb. *Am. J. of Opht.*, p. 141.
Culbertson — *Id.*, p. 133.
Randolph. — *Bull. of. the John. Hopkins Hosp.*
Panas. — Traité des mal. des yeux, I, p. 634.
Rothmann. — *Berlin. Klin. Woch*, p. 691.
Hobby. — Alb. retin. *Am. J. of Opht.*, XI.
1895. Beaumont. — Alb. rétin. *Brit. med. J.*, 20 avril.
Pick. — Uber Hemianopsie. *Arch. f. kl. Med.*, LVI.
Axenfeld. — Augenkr. in Schwang. *Monatsch. f. Geb. und Gyn.*, p. 516.

SILEX. — Ret. album. gravid. *Berl. K. W.*, p. 385.
RANDOLPH. — *Bull. of. t. John. Hopk. Hosp.*, V. 41.
HOWE. — Ret. album. *Am. J. of. Opht.*, II.
1896. LEHMANN. — Hemianopsie. *Berl. K. W.*, p. 1134.
L. KNAGGS. — Reflex. Amblyop. *Opht. Rev.*, 94.
NOVELLI. — Amaur. in gravid. *Rass d'ost. e gin.*, V. p. 461.
1897. KUNZ — Ret. album. Dissert. Marburg.
SILEX. — Amblyop. u. Amaur. *Monat. f. G. u. G.* V.
WRIGHT. — *Am. J. of. Obst.*, XXXVI.
WILKINSON. — Urem. amaur. *Am. J. of Opht.*
1898. B. ADLER. — *Prager. med. Woch.*, XXIII, p. 110.
SOURDILLE. — Amaur. éclampt. *Clin. Opht.*, p. 217.
AHLFELD. — Lehrb. d. Geburt. Leipzig., p. 200.
FLEMMING. — Netzhautabl. bei Ret. alb. In D. Berlin.
ADAMS. — *Trans. of the Am. of. Opht. Soc.*
ZIMMERMANN. — *Arch. of Opht.*, XXVII.
1899. MAC CAW. — *Med Record.*, 25 janv.
PANAS. — Soc. de clin. opht.
MEYER. — *Zeitsch. f. Augenh.*, II.
JOSEPH. — In Schmidt Jahrb., CIV.
LENTZE. — Th. Strasbourg.
COUDRAY. — Th. Paris.
1900. YAMASHITA. — In diss. Rostock.
UHTHOFF. — Névrite opt. toxique. *XIIIe Congrès int. méd.*, Paris.
BOSSE. — *Archiv. f. Augenh.*, XLII.
BAUER. — *Monatsbl. f. Geb. u. Gyn.*, XXIII.
CIRICIONE. — *Clin. oculistica.*, p. 97.
GUÉRIN-VALMALE. — *Soc. méd. Montpellier*, 16 fév.
PUIG-AMETLLER. — *Id.*
TÉDENAT. — *Id.*
1901. MONTHUS. — Rétin. album. Th. Paris.
CLAP. — Ret. alb., in pregn. *Boston. m. s. J.*, juillet.
JACK. — *Boston med. a surg. J.*, 11 juillet.
HANN ET KNAGGS. — *Lancet*, 18 mai.
KNAPP. — *Prager med. Woch.*, n° 21.
EUTENAUER. — Retin. album. Th. Giessen.

ROCHON-DUVIGNAUD. — *Soc. fr. d'opht.*
STUDY. — Retin. alb. in preg. *Med. Rec.*, 27 avril.

1902. AYRES. — *Ann. J. of. Opht.*, p. 293.
KRISTELLER. — Ret. alb. grav. — Th. Freiburg.
NENBURGER. — *Zent. f. pr. Augenh.*, p. 164.
HELBRON. — *Berl. klin. W.*, 3 fév.
HARTMANN. — *Berl. klin. Woch.*, n° 4.
WOODS. — *Trans. Am. oph. Soc.*, IX, p. 659.

1903. AHLSTRŒM. — *Hygiea*, août.
PICK. — *Ver. deuts. Aertze.* Prag., 6 nov.
GUIOT. — *Année méd. de Caen.*
NETTLESHIP. — *Brit. med. Assoc.*, juillet.
INGALLS. — *New-York state J. of. Med.*, p. 188.

1904. MACHEK. — *Postep. okul.*, n° 4.
JACOBI. — *Am. J. of the Med. Sc.*, avril.
BAR. — *Bull. soc. d'obst. de Paris*, n° 4, p. 180.
LOP. — *Bull. Soc. obst.*, p. 96.
GOURFEIN-WELT. — *Xe Cong. intern. Opht.*, 33.

1905. SCHEREMBERG. — Netzhautablœs. bei. Ret. gravid., *Klin. Monats. f. Augenh.*, XLIII.
POLTE. — *Klin. Monats. f. Augenh.*, XLIII, p. 531.
BERGER ET LOEWY. — Les troubles oculaires d'origine génitale chez la femme. Paris (Alcan).
SPURWAY. — *Brit. med. Journ.*, 16 déc.
BLACKER. — *Lancet*, 23 déc.
SNELL. — *Lancet*, 15 juill.
W. STONE. — Toxœmia of pregn., *Med. News.*, 1er juil.
VEIT. — *Berlin klin. Woch.*, 3 juil.
JARDINE. — *Journ. Obst. a Gyn. of Brit. Emp.*, VIII, p. 14.

1906. RADTKE. — Amaurose in der Schwang. *Ost. und West. preuss. Gesell. für. Gyn.*, 21 nov.
SEMON. — *Id.*
BALL. — *Opht. Record.*, p. 476.
SCHEFFCZYK. — *Zentralbl für Gyn*, p. 1254.
GERMANN. — *St-Petersb. med. Woch.*, p. 386.
BAUER. — *Gyn. Gesell. in Breslau*, 20 fév.
POTEN. — *Arch. f. Gyn.* Bd. 77.

1907. FAUCONNIER. — De l'amaurose et de la cécité au cours de la grossesse. — Th. Paris.

SEELIGMANN. — *Geb. Gesell zu Hamburg*, 9 avril.

BONTE. — Névrite opt. gravid. *Clin. Opht.*, p. 245.

1908. ELLETT. — *Journ. of Am. med. Assoc.*, 18 juill.

POOLEY. — *Am. J. of Surg.*, mars.

PLEY. — Névrites opt. au cours de la grossesse, th. Paris.

WOODS. — Amaur. in preg. *J. of Am. med. Assoc.*, 18 juill.

HOLZBACH. — *Zentralbl. für Gyn.*, p. 709.

MEISSNER. — *K. K. med. Gesells.* Wien., 15 mai.

VON REUSS. — *Id.*, 22 mai.

BISTIS. — *Archiv. d'Ophtalm.*

WEIGELIN. — *Archiv. für d'Opht.*, I, Bd. 76.

POSEY ET HIRST. — Toxœm. in pregnancy, *id.*, 14 mars.

KNAPP. — *Arch. of Opht.*, p. 165.

1909. ADAMUCK. — Décoll. rétin. *Viestnick. opht.*, XXVI.

A. BERNARD. — Netzhautablös. In Diss. Freiburg.

H. MORELL. — Toxœm. of pregn. *Surg. Gyn. a. Obst.*, déc.

WILSON ET HIRD. — Ret. detach. *Lancet*, 17 juill.

SKEEL. — *Am. J. of Obst.*, mars.

TERRIEN. — Rét. album., *Clinique*, 25 fév.

K. HIMMELHEBER. — Amaur. in Schwang. *Münch. med. Woch.*, n° 42.

VALLOIS. — *Réunion obst. de Montpellier*, 3 fév.

DUFOIX. — *Id.*

REYNÈS. — *Id.*

REUTER. — Amaurose. *Arch. f. Augenh.*, LXIII.

YAMAGUCHI. — Xanthopsie bei Schwang. *Klin. Monats. f. Augenh.*, août.

1910. STEPHENSON. — Puerperal amaurosis. *The Ophtalmoscope*, 1er mars.

HERRINGHAM. — *Id.*

STARLING. — Toxœmia of pregn. *Lancet*, 10 sept.

BURNIER. — Amaurose gravid. *Progrès méd.*, n° 35

VORON ET GONNET. — Rétin. alb. gravidique. *Revue obst. de Lyon*, 19 mai.

COMMANDEUR ET GONNET. — *Id.*, 21 avril.

DAUNAY ET LEQUEUX. — *L'Obstétrique*, mars.

JARDINE. — *Clinical Obstet.*, 3e éd., p. 424.

ROCHON-DUVIGNAUD. — *Soc. fr. d'opht.*, oct.

JAVAL. — Chlorurémie dans la grossesse. *La Gynécologie*, mars.

WIDAL ET VAUCHER. — *Soc. méd. des hôp.*, 25 avril.

WIDAL, MORAX ET WEILL. — Rét. alb. et azotémie. *Soc. méd. des Hôpitaux*, 22 avril.

HAMMERSCHLAG. — Unterbrech der Schwangersch. *Berlin. med. Gesellsch.*, 9 nov.

1911. WEILL et WILHELM. — *Soc. d'Obstétrique*, janvier.

TABLE DES MATIÈRES

MAYENNE, IMPRIMERIE CHARLES COLIN

www.ingramcontent.com/pod-product-compliance
Ingram Content Group UK Ltd.
Pitfield, Milton Keynes, MK11 3LW, UK
UKHW020213250726
13967UKWH00003B/1436